ARIANE MUSSEDY, MORGANE LUCET,
LOUISE BALAS, BÉRÉNICE TILLEUL

INTERNEZ-NOUS !

VOS (*FUTURS*) MÉDECINS GÉNÉRALISTES TÉMOIGNENT

Préface de **Jaddo**

PAROLES D'ÉTUDIANTS

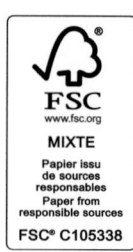

Imprimé par Books on Demand GmbH, Norderstedt, Allemagne

Dépôt légal : Novembre 2013

En couverture : © Mikah Manansala

1re publication
Édition : BoD™ - Books on Demand, 12/14 Rond-Point des Champs-Élysées, 75008 Paris, France.

© 2013, auteur Ariane Mussedy
ISBN : 978-2-3220-3422-2

« Le Code de la propriété intellectuelle interdit les copies ou reproductions destinées à une utilisation collective. Toute représentation ou reproduction intégrale ou partielle faite par quelque procédé que ce soit, sans le consentement de l'auteur ou de ses ayant cause, est illicite et constitue une contrefaçon, aux termes des articles L.335-2 et suivants du Code de la propriété intellectuelle. »

Aux IMG.

SOMMAIRE

PRÉFACE — 7

INTRODUCTION — 9

CHAPITRE 1
Les études de médecine en France — 13

CHAPITRE 2
Une fois l'ECN passé, que se passe-t-il ? — 31

CHAPITRE 3
Choisir un stage — 61

CHAPITRE 4
La faculté - Exemple de la faculté Paris V — 73

CHAPITRE 5
L'hôpital — 99

CHAPITRE 6
Les stages ambulatoires 137

CHAPITRE 7
Social et finances 155

CHAPITRE 8
La thèse 165

CHAPITRE 9
La vie privée 183

Chapitre 10
Et après ? 203

ÉPILOGUE 216

REMERCIEMENTS 223

LISTE DES ABRÉVIATIONS 224

RÉFÉRENCES BIBLIOGRAPHIQUES 226

PRÉFACE

Après avoir refermé ce livre, je me suis dit : « La vache, mais c'est super violent ! »
Et puis j'ai réalisé que ce n'est pas ce livre qui est violent. Ce qui est violent, c'est la réalité qu'il décrit. C'est vrai qu'on en prend salement plein la gueule pendant les études de médecine. J'en ai pris plein la gueule en rafales, comme tous les autres. J'ai vécu à peu près chaque histoire dure de ce livre, ou j'ai connu quelqu'un qui l'a vécue. Et figurez-vous qu'on survit.
Parce que j'ai vécu aussi chaque chouette histoire de ce livre. Ce livre est un patchwork d'histoires terribles et d'histoires belles qui dessine la réalité au plus proche.

Si c'était à refaire, je ne changerai pas une ligne de ce qui m'est arrivé pendant ces treize dernières années. Je garderais mon stage abominable en rhumato, je garderais mon tuteur égocentrique et injoignable, je garderais les nuits à écrire une thèse que personne ne lira jamais (sauf ma mère), je garderais les gardes, l'épuisement, la frousse. Parce que cela m'a construite, parce que cela valait le coup, parce que je suis fière de là où ça m'a emmenée. Parce que je fais le plus beau métier du monde.

Au fait, il y a une astuce, pour faire le plus beau métier du monde : il suffit de le faire comme on le veut. On peut faire 80 actes par jour, ou pas. On peut bosser 13 heures par jour, ou pas. On peut ne voir que des gastros et des rhumes, ou pas. Vous entendrez des poncifs, vous en rencontrerez même, au détour d'un stage. Ne les laissez pas vous faire croire que c'est la seule réalité possible.

Il n'y a pas une médecine générale, il y en a mille. Il y en a autant qu'il y a de médecins. Faites la vôtre à votre image.

Jaddo

INTRODUCTION

Nous sommes quatre à avoir monté ce projet.
L'idée initiale est née en mai 2010. À l'époque, l'une d'entre nous était représentante des internes en médecine générale (IMG) d'Île-de-France en tant que membre actif d'un syndicat de jeunes médecins généralistes.
Chaque semaine, des internes de toute la France écrivent nombreux au syndicat pour demander de l'aide et des conseils quant à différents problèmes rencontrés au cours de leur cursus (stages d'internes, cours à la faculté...). Chaque jour, dans notre pratique de jeunes médecins encore en formation, nous nous rendions compte que ce statut d'interne était non seulement mal conçu mais non reconnu.
Avec les nombreuses problématiques soulevées actuellement dans le domaine de la santé, il nous semblait nécessaire d'exprimer notre ressenti et notre vécu, de faire le point sur la formation, le rôle et l'importance de ces jeunes médecins au sein de notre société.
Par ces témoignages et quelques informations purement théoriques sur la formation des IMG, nous souhaitons faire connaître au grand public, en outre, à nos patients et futurs

patients, qui sont réellement les médecins généralistes de demain, et comment ils sont formés.

Internez-nous est un recueil de témoignages. D'abord des nôtres, auxquels se sont ajoutés, au fur et à mesure, ceux d'internes qui ont entendu parler du projet et qui ont souhaité y participer librement selon leurs propres ressentis. Finalement, une quinzaine d'internes ont témoigné, volontairement anonymement.

✪

En 2013, la France compte 65,8 millions d'habitants. **91 539** médecins généralistes en activité, dont 54 044 médecins généralistes installés et 6 955 médecins généralistes remplaçants. Il y a donc grossièrement 140 médecins pour 100 000 habitants ou **1,4** médecin pour 1 000 habitants.

Ces médecins sont âgés en moyenne de 52 ans et 24,8 % d'entre eux sont susceptibles d'arrêter leur activité professionnelle d'ici 2018.

En 2012, 2 462 médecins généralistes sont partis à la retraite alors que 2 516 nouveaux médecins généralistes se sont inscrits au conseil de l'Ordre.

Cette même année, **56 000** étudiants se sont inscrits en première année commune aux études de santé (PACES, ancienne PCEM1), pour **7 492** places en médecine.

Pour l'année 2012/2013, **8 001** étudiants ont passé le concours de l'internat (Épreuves Nationales Classantes), pour lequel **3 543** postes de médecine générale étaient ouverts.

Selon le conseil national de l'Ordre des médecins, il faudrait former, entre 2012 et 2016, **19 006** nouveaux médecins généralistes. Il y a actuellement environ **11 000** médecins généralistes en cours de formation.

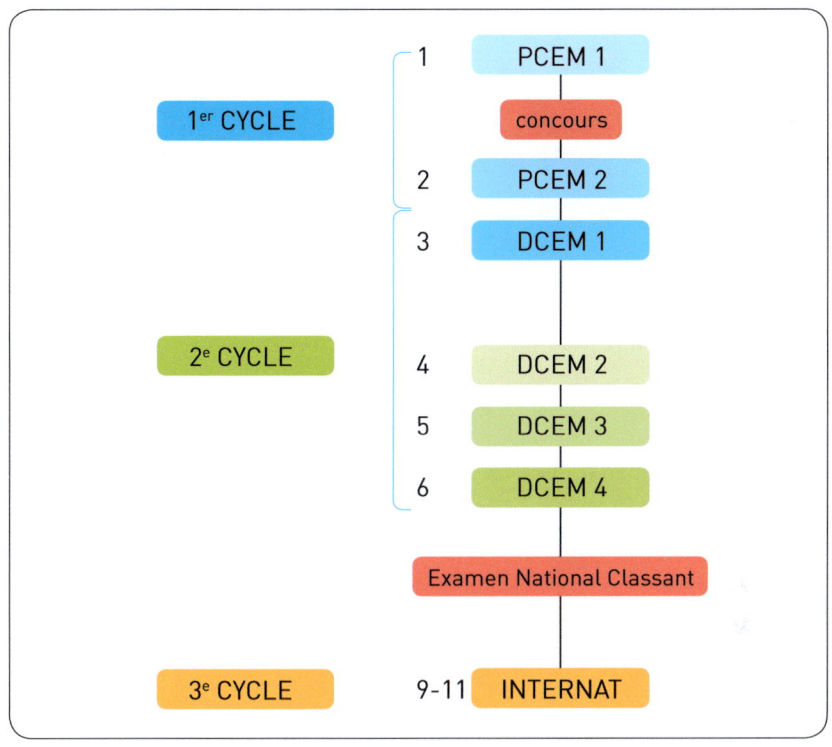

Fig.1. Schéma des Études médicales en France depuis 2004
(Source : www.medcomtn.tripod.com/france.htm)

PCEM 1 : Premier Cycle des Études Médicales 1re année (alias P1).
PCEM 2 : Premier Cycle des Études Médicales 2e année (alias P2).
DCEM 1 : Deuxième Cycle des Études Médicales 1re année (alias D1).
DCEM 2 : Deuxième Cycle des Études Médicales 2e année (alias D2).
DCEM 3 : Deuxième Cycle des Études Médicales 3e année (alias D3).
DCEM 4 : Deuxième Cycle des Études Médicales 4e année (alias D4).
TCEM : Troisième Cycle des Études Médicales.

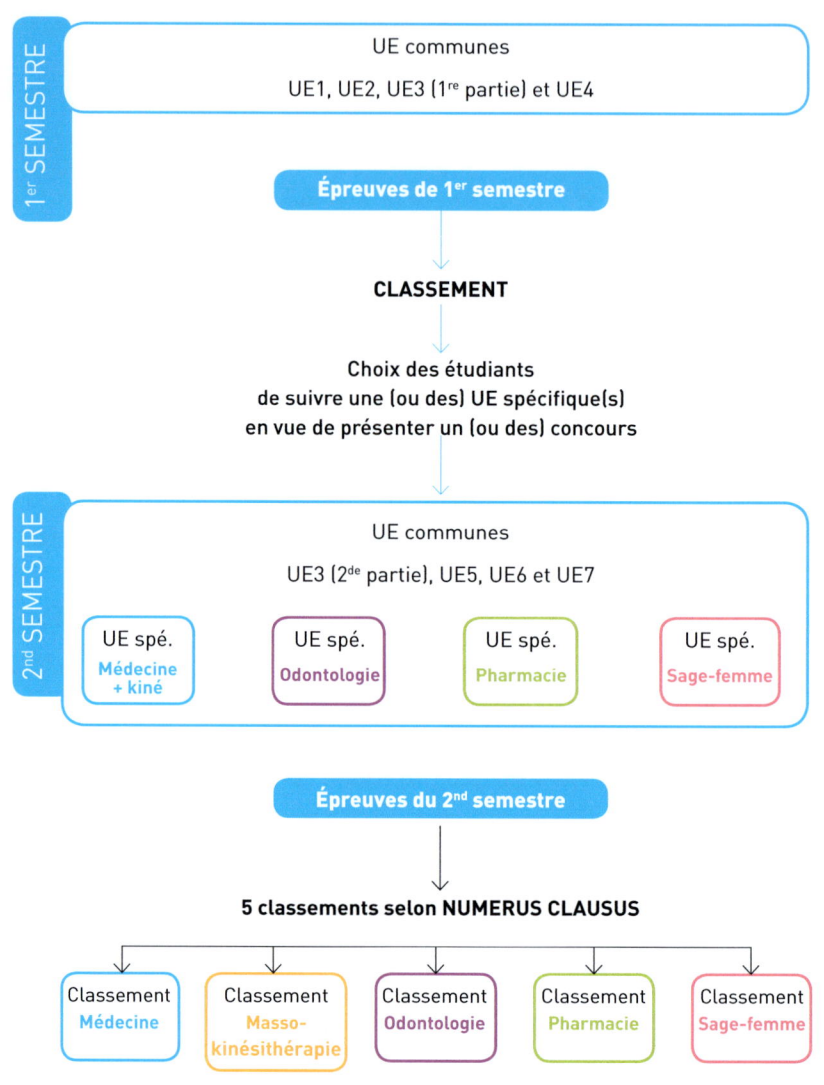

Fig.2. Organisation de la première année commune d'études de santé (PACES) depuis 2010. (Source : www.unice.fr)

CHAPITRE 1

LES ÉTUDES DE MÉDECINE EN FRANCE

Pour quelques places de plus...

Que ce soit à Paris, Toulouse, Marseille ou Strasbourg, on l'a tous passé, on l'a tous vécu, ce concours avec tout ce qu'il contient. Le stress, le trajet pour y aller où on se dit que l'accident de voiture en fait serait la bonne solution pour l'éviter, les nuits dans les hôtels miteux avec les copains qui deviennent en fait des adversaires, des concurrents, car chaque place compte, c'est une vraie bataille… L'angoisse de la page blanche, le top départ, synchronisé entre les différents centres dans toute la France et la sonnerie finale où tout s'arrête, où c'est la fin du début de ces longues études, ou plutôt, le début de la fin.

C'est le lot de tout concours en fait. Même si nous avons tendance à voir ces « Épreuves Classantes Nationales » (ECN) comme une étape réellement importante – et

tellement dure après 6 ou 7 ans d'études – elles tombent à la fois comme une sanction injuste et comme un vrai défi personnel. Malgré la première année, malgré tous les examens déjà passés, il faut encore que l'on prouve qu'on a envie d'être médecin ?! Et l'importance des résultats, qui ne tiennent parfois qu'à un fil, à un point, à une étourderie, à un correcteur qui saute une ligne à la relecture… 1 point c'est 100 places au sein du classement… ça va vite.
A.M.

Belote et rebelote

Il y a maintenant huit ans, j'empochais mon concours d'entrée en 2e année de médecine. Après un an de sacrifices et de travail intensif, il me semblait que le plus dur était derrière moi. C'était sans savoir que la suite des études me réservait d'autres surprises, toutes aussi réjouissantes…
Les examens tous les trimestres, les matinées à l'hôpital dès la 4e année de médecine à ranger les examens complémentaires, les après-midi à bosser (et surtout à résister à la dure tentation du sommeil, confinée dans la chaleur de la bibliothèque), les conférences deux soirs par semaine jusqu'à 23h30, les concours blancs… Et dans quel objectif ? Préparer l'Examen National Classant !
Après ces six années si réjouissantes, le grand jour arrive enfin ! Il est question de rassembler dans quelques grands centres en France les 6 000 étudiants en médecine, qui plancheront sur neuf dossiers et une lecture critique d'article en deux jours et demi.

Je suis convoquée avec tous les étudiants des facultés parisiennes dans un hangar du Centre d'Examen de Villepinte, au bout de la ligne A du RER. Comme j'habite à plus d'une heure de trajet du centre, et que la fiabilité des transports en commun laisse à désirer, je prends, comme la plupart des étudiants, une chambre à l'hôtel pour deux nuits. Un hôtel survolé jour et nuit par les avions de l'aéroport de Roissy ! Que du bonheur ! Pour le reste ? Rien d'extraordinaire... Des épreuves qui se succèdent avec toujours le même rituel. On rentre en masse dans ce grand hangar qui rassemble plusieurs centaines d'étudiants, on attend debout en silence et avec angoisse que les sujets soient posés sur notre table, on s'assied après le « top départ » et on se précipite sur la lecture des dossiers.

Ma grande angoisse ? Tomber sur un sujet que je ne maîtrise pas, voire que je ne comprends pas, et rendre copie blanche. Lorsque la sonnerie retentit, on pose le crayon et on se lève dare-dare pour ne surtout pas être accusé de tricherie ! À la sortie, il y a ceux qui refont le sujet en détaillant chaque question et qui comparent leur réponse (très rassurant lorsqu'on sait que l'on ne peut plus rien changer !) et ceux qui partent en vitesse pour ne surtout rien entendre ni savoir.

Heureusement, tout a une fin. Les dernières lignes de l'épreuve finale ont déjà un parfum de liberté. L'esprit s'égare... Tiens, ce soir, il y a une soirée *open bar* sur une péniche pour fêter la fin des épreuves. Ah, il va falloir que je m'occupe de mon visa pour les vacances. Que vais-je faire ce week-end, maintenant que je n'ai plus de travail ? Et c'est l'esprit léger, libéré, que je rends ma dernière copie.

Toutes ces années de sacrifices, de doutes et de désespoirs ne sont déjà plus qu'un mauvais et lointain souvenir...
B.T.

Après le concours, le déluge !

17 ans, le bac en poche, je démarre ma 1re année de médecine. Le monde entier est unanime : « Le concours, c'est impossible de l'avoir du 1er coup, et t'auras beau travailler, pas sûr que tu l'aies du 2e... » Devant tant d'optimisme, je me lance, me voilà partie pour ce qui reste jusqu'à présent la plus dure année de ma vie. Un seul mot d'ordre : le travail ! Je travaille tout le temps, tous les jours, tous les WE, toutes les vacances. Je ne sors plus, ne vois plus mes amis, n'ai plus de vie sociale... Arrivent les partiels de janvier, je suis plutôt sereine, après tout, peu importe le résultat, je n'aurais pas pu faire mieux. Puis le marathon reprend, encore et toujours le travail jusqu'aux partiels de juin. Je suis épuisée avec une idée en tête : peu importe le résultat du moment que ça s'arrête ! Les résultats tombent, je suis reçue. Sur le moment je ne réalise pas, c'est mon père qui pleure. Puis le contre-coup durera quand même deux ans, où je ne mettrai pratiquement plus les pieds à la fac, où je passerai mon temps à sortir, et où je ne validerai mes années que grâce aux résumés de cours d'un de mes amis. Arrive l'externat, je redeviens un peu sérieuse, l'ENC (Examen National Classant ou plutôt Cassant...) se profile à l'horizon. Il est déjà tout à fait clair que je ne revivrai pas une « seconde première année ». En DCEM2 (Deuxième Cycle des Études Médicales 2e année), je sais que je veux

faire de la médecine générale, et pour faire de la médecine générale, pas besoin de se battre pour les 100 premières places – ce qui soit dit en passant m'arrange bien et me rend beaucoup plus détendue que mes amis futurs (peut-être) spécialistes. L'objectif est tout de même d'arriver pas trop mal classée pour avoir le choix de la ville. C'est donc tranquillement mais consciencieusement que j'étudie l'ensemble des 345 items du programme. Du moins au début, puisqu'au bout de trois ans, les 345 items, j'en ai juste par-dessus la tête, marre de ces études avec parfois une furieuse envie de changer d'orientation.
Le concours approche, ce sera au parc des expositions à Toulouse. Il a d'abord fallu trouver un hôtel avec les copines. On appelle en novembre : « C'est trop tôt pour les réservations, rappelez en janvier. » On rappelle en janvier : « c'est complet ! » Au final, notre hôtel n'est pas tout à fait à côté du centre d'examen mais ça fera l'affaire. Arrivées sur Toulouse, la veille, on repère le trajet dans les moindres détails, on essaie de parer à tous les imprévus. Puis c'est le jour J, on est devant le centre avec presque deux heures d'avance, prêtes à jouer notre vie sur quatre demi-journées et quelques mots-clés.
Enfin on entre, le hangar est immense, on est plus de 700. Des « videurs » en costume équipés d'oreillettes et de micro contrôlent nos sacs, puis se placent au début de chaque rangée. J'ai l'impression d'avoir tout oublié. Pourquoi moi, ici et maintenant ? Debout devant ma table et mon numéro, j'attends le « top départ ». En diagonale derrière moi une de mes amies me montre son réveil qui indique aussi la température, elle monte à vue d'œil, déjà plus de 27° C. À partir de là, j'ai peu de souvenirs. Les dossiers s'enchaînent, les

demi-journées aussi. Je ne veux surtout pas entendre les commentaires des autres. Puis c'est la fin, mon père vient me chercher, je rentre chez moi. Tout le monde veut des pronostics, impossible de leur donner. De toute façon, peu importe, j'ai passé le dernier concours de ma vie.
M.L.

La lumière au bout du tunnel

La première fois que je me suis inscrite en PCEM1 (Premier Cycle des Études Médicales 1re année) – à l'époque on disait encore la « P1 » – j'avais tout juste 17 ans. Je ne me suis pas posée de question. J'avais mon bac, j'avais toujours voulu faire médecine et je suis simplement allée rejoindre les bancs de la faculté de mon académie. J'étais loin d'imaginer le bordel que ça allait être par la suite (un bordel bien organisé remarquez). Une véritable course de haies que j'allais commencer et qui allait durer longtemps, longtemps...
Une fois le PCEM1 en poche, au bout de deux tentatives (j'ai raté à quatre places le premier coup), on enchaîne les années, les échelons, sans vraiment comprendre, on apprend, on sort, on s'amuse, on passe des heures dans les bibliothèques universitaires à bosser plus ou moins, on dissèque un peu les cadavres (c'est notre premier contact avec le patient, en deuxième année), on découvre les joies et les peines à l'hôpital... On passe les examens deux fois par an, on finit toujours par les avoir, avec ou sans rattrapages. Tout est organisé, on a juste à suivre les flèches en gros. À l'hôpital, on nous appelle « l'externe », rarement par notre prénom (si j'avais su que cinq ans plus tard on m'ap-

pellerait pour les trois années suivantes « l'interne », et toujours pas par mon prénom, j'aurais peut-être réagi plus vite !). Bref, le concours de l'internat, maintenant l'ECN ou l'ENC (on ne sait jamais), on le voit comme un mur derrière lequel on ignore tout mais qui nous semble être un monde idéal, lumineux, beau, magique, et qui nous fait tous rêver… « Ah quand je serai interne… » Un rêve de liberté où on aura un statut de presque docteur, considéré, respecté, écouté, et avec des responsabilités…

Et puis, il arrive ce concours, il est bien stressant ça, c'est sûr… Ce n'est pas comme si vous aviez bossé six ou sept ans pour ça, pour pouvoir choisir ensuite le début du vrai, de ce qu'on veut faire en vrai, de ce que sera notre vie de médecin. Hé oui, quel médecin ? On bosse comme des fous, certains plus que d'autres bien sûr… Moi le soir je n'y arrivais pas, le week-end heureusement que Juliette était là, plus sérieuse, plus bosseuse pour me motiver. Et puis un mois avant le jour J, j'ai décidé de partir faire mes ultimes révisions décisives à Boston auprès de mon nouvel amoureux qui étudiait là-bas… J'ai d'ailleurs failli y rester aux USA, bloquée à cause de H1N1 et la fermeture sanitaire des aéroports… l'angoisse ! Mais je suis rentrée, juste à temps, ai passé l'examen avec une hargne aussi intense que les douleurs de mon ulcère gastrique de stress. J'étais au fond de la salle, je voyais les 1 500 candidats de la région ouest devant moi, ça va vite, très vite, on recrache à peine un dixième des kilomètres de lignes qu'on a lues et apprises en quatre ans et voilà, c'est fini, c'est fait, on rend les copies et… on attend.

A.M.

Encore un effort

Je ne saurais même pas expliquer pourquoi j'ai choisi médecine. Une évidence peut-être, même si c'est un brin cliché ! Je me souviens encore de ma première année : le fameux concours. On m'avait dit : « Tu vas voir, c'est horrible, mais si tu travailles beaucoup, tu pourras y arriver. » Ça, pour être horrible, ça l'a été. Une ambiance exécrable, une compétition permanente, une quantité de travail assommante, un manque de sommeil dangereux, une absence totale de vie sociale... Bref, que du bonheur effectivement ! Mais j'ai travaillé, sans songer aux autres... Je me souviens des nuits où je m'endormais sur mes bouquins, vers trois heures en général. Les jours se suivaient et se ressemblaient inlassablement. Je n'aurais pas tenu longtemps à ce rythme. Et puis un jour, les résultats tombent : je suis admise.
Je me souviens de cet immense sentiment de vide qui m'a envahi, comme si tout s'effondrait, comme si tout ce monde que je m'étais créé depuis un an partait en fumée. C'est peut-être incompréhensible mais il faut apprendre à vivre de nouveau. Dormir, manger, sortir, prendre le temps tout simplement.
Tout ça pour dire qu'après avoir vécu ça, je pensais en avoir fini avec les concours.
Mais non ! Cinq années tranquilles et on remet ça. Enfin « tranquilles », façon de parler... Parce que je vous passe les séances de dissection où aucun étudiant ne comprend vraiment pourquoi il se trouve là, l'apprentissage de l'hôpital, et le bachotage, encore et encore. Avec un dernier concours à la clé. Sauf qu'après le calvaire de la première année, je

m'étais dit « plus jamais ça ». Alors j'ai travaillé, parce qu'il le fallait, mais à mon rythme. Je ne voulais plus de cet élitisme, de cette pression, de cet apprentissage stupide. Je voulais juste être un bon docteur moi, je m'en moquais pas mal du classement à ce énième concours.

Je me souviens le jour de l'ECN. Une salle pleine de cerveaux en ébullition et on se dit qu'on doit être sûrement le plus bête de tous. J'étais bien présente ce jour-là, mais je me sentais en même temps peu concernée, bien loin de tout ce remue-ménage. Le classement m'importait peu, j'allais enfin être médecin, enfin « interne » et ça me paraissait déjà beaucoup. Encore un nouveau statut qu'il allait falloir apprivoiser.

Dix années se sont écoulées depuis ce jour où je me suis dit « allez, je fais médecine », et il faut bien avouer que je ne m'attendais pas à tout cela. Des regrets ? Non, sûrement pas.
L.B.

Au fait, j'en pense quoi ?

À vrai dire, on n'en pense ni du mal, ni du bien. Je pense qu'ils ont sûrement fait au mieux, ou plutôt que ça pourrait être pire. Il fallait bien les classer ces milliers d'internes. Et le fait que ce classement détermine l'ordre de choix est sûrement l'organisation la plus juste et la plus logique. Il aurait été bien compliqué de faire autrement. Est-ce une bonne chose que cet examen soit national ? Pas le choix selon moi, les internes bougent, changent de ville. Les contraindre à rester dans la ville de leur externat serait inenvisageable.

Quant au déroulement de cet examen ? À Paris, un site plutôt adapté aux grands rassemblements, pas très funky, mais ce n'est pas non plus le but. Pas grand-chose à faire dans les entourages, un cadre un peu austère. Ça fait un peu grand hangar, avec des rangées de petites brebis bien parquées, bien sages, bien dociles et surtout, bien apeurées.
Ce qui est le plus rageant, c'est peut-être de jouer son avenir professionnel en quelques heures, comme ça, dans ce hangar. On se tape six années d'études et un bachotage effréné les deux dernières années, on emmagasine une quantité monstrueuse d'informations dont on sait pertinemment que très peu nous serviront réellement. Et puis on recrache le centième de tout ce qu'on a appris, en quelques heures. Et puis c'est fini. Un goût de frustration, forcément.
L.B.

« Conf'-idences »

On parle beaucoup du concours de 1re année de médecine... Une année de travail intense, des cours dans des amphithéâtres bondés et bruyants, des avions en papier qui volent et des professeurs qui se font enfariner, des pages et des pages de physique, anatomie ou biologie à retenir par cœur, un concours très sélectif... Bref, le calvaire ! Mais finalement, ce n'est que quelques mois de dur labeur. Et, en sortant de la terminale, nous avons encore l'esprit clair et les neurones bien connectés ! Ce que l'on sait beaucoup moins (et heureusement !) à l'arrivée en 2e année de médecine, c'est que tout est à refaire quelques années plus tard, lorsque débute la préparation au concours de l'internat !

Il faut généralement deux ans pour préparer le concours de l'internat. Le marathon débute donc en 5e année (voire à la fin de la 4e année) de médecine. En plus des matinées de stage à l'hôpital, des après-midi de cours à la faculté, la grande majorité des étudiants s'inscrit en plus à des conférences le soir. Ces conférences sont réalisées par des internes de spécialité et ont pour objectif de nous faire réfléchir à partir de cas cliniques. En fait, on apprend surtout à « vomir » notre cours par cœur à l'aide de mots-clés, base des grilles de notation lors du concours de l'internat... Ces conférences ne sont pas organisées par la faculté mais par des organismes privés, et ont donc un coût non négligeable. Tous les étudiants ne peuvent hélas en profiter. Nous n'arrivons donc pas tous avec les mêmes chances le jour de l'internat...
J'ai commencé les conférences à la fin de la 4e année de médecine. Je suis convaincue que ces cours m'ont beaucoup aidée dans ma préparation au concours de l'internat. Ils nous obligent à travailler régulièrement, et nous apportent rigueur et méthode. Mais à quel prix ? Tant de soirées entre amis, cinémas ou concerts, restaurants ou verres sacrifiés pour suivre le rythme ! Il fallait effectivement se rendre deux soirs par semaine en conférence de 19 heures à 23 heures 30 dans une salle aux lumières blafardes, peuplée d'étudiants stressés et fatigués. J'en sortais généralement complètement déprimée ! Était-ce la fatigue de ces journées interminables ? L'angoisse d'être interrogée par le conférencier et de ne pas connaître la réponse ? La déception des mauvaises notes ? La perte de confiance face aux étudiants « surdoués » qui m'entouraient ? La solitude des trente minutes de métro puis de train de banlieue pour rentrer chez moi ? Probablement un peu tout ça... Avec

le recul, il me semble qu'il n'était pas nécessaire de renoncer autant aux petits plaisirs du quotidien. Une préparation aussi marathonienne implique aussi de savoir s'épanouir dans d'autres domaines que la médecine. J'ai compris ça quelques mois avant le concours de l'internat, assez tôt pour ne pas « péter un câble » avant le concours, mais sans doute trop tard pour finalement garder de ces deux années de préparation, un souvenir malgré tout bien amer...
B.T.

Le surhomme parisien

Je suis externe en province. À partir de la 4e année, le mot d'ordre est lancé, l'honneur de la fac est en jeu, tout repose sur nous, il faut que ma fac soit bien classée à l'internat, il y va de sa renommée ! Un ennemi principal : les Parisiens ! D'après mes profs : « À Paris, au moins ils travaillent !!! » Oui, c'est vrai que j'ai vraiment l'impression de faire semblant... « À Paris au moins, ils sont bien préparés au concours ! » À qui la faute ? « À Paris, les externes font des heures supplémentaires à l'hôpital, courent après leur chef de clinique pour poser des questions, lisent toutes les nouvelles recommandations et ne reprennent leur respiration qu'après l'internat ! » L'externe parisien est un Dieu...
Au final, l'honneur de ma fac, je m'en fiche, l'externe parisien plane quelque part au-dessus de moi, il faut juste que je passe le concours, et que j'arrive à quelque chose qui me plaise ! Il y a quelques mois, j'ai passé l'ECN. Je suis interne à Paris, tout le monde à l'air normal, bizarre...
M.L.

QUELQUES INFORMATIONS, EN BREF

Les externes, les internes, les « faisant fonction d'internes », les chefs de cliniques... on vous l'accorde, ce n'est pas toujours clair ni facile à comprendre. Les patients hospitalisés sont les premiers perdus face à tous ces « étudiants » en blouse blanche : médecins ? Pas médecins ? Pas encore médecins ? Qui est qui ? Qui fait quoi ?
L'histoire des études médicales en France est intéressante en ce point qu'elle nous permet de mieux comprendre comment nous sommes arrivés aux statuts actuels des étudiants en médecine et à leur formation. La grande nouveauté des années 2000 est la création de l'Examen Classant National (ECN), qui a fait, et fait encore couler beaucoup d'encre de la part des candidats, des médecins installés et des politiques.
Ce chapitre résume brièvement l'histoire de la formation des « carabins » afin que chacun resitue le contexte et ses différents acteurs.

1. EXTERNAT ET INTERNAT : QUELS CHANGEMENTS AU COURS DE L'HISTOIRE ?

Sous l'Ancien Régime (du XVIe au XVIIIe siècle), la médecine était l'une des quatre facultés (avec celle de théologie, de droit canon, et des arts). Essentiellement théorique à ses débuts, la formation devient timidement pratique vers 1750 via la botanique et la clinique. Dès 1794, les facultés de médecine sont remplacées par quatre écoles de médecines, installées à Montpellier, Paris, Bordeaux et Strasbourg.

De 1801 à 1982 : le concours de l'internat hospitalier ou concours républicain

En 1801, un concours de fin de premier cycle de médecine est adopté par décret en réaction à l'évolution technique très rapide de la médecine, et en opposition avec la médiocrité de l'enseignement théorique universitaire. Son principe répond au souci républicain d'écarter tout favoritisme. Les écoles de médecine sont intégrées dans le nouveau système éducatif français voulu par Napoléon et reprennent alors leur dénomination de faculté. Lleur nombre augmente, ainsi que leurs étudiants.

Le concours de l'internat n'était accessible qu'aux élèves des hospices, externes sélectionnés eux-mêmes par un concours dit d'externat, passé en fin de deuxième année. Ces concours hospitaliers étaient indépendants et ne dispensaient en rien les étudiants de passer leurs examens de faculté. La réussite à ces concours était synonyme d'appartenance à une élite et assurait une formation pratique hospitalière de grande qualité. Au terme des quatre années d'internat, on obtenait le titre d'« ancien interne des hôpitaux ». Les étudiants qui n'étaient pas reçus aux concours étaient considérés dans les hôpitaux comme stagiaires avec un rôle mineur et une pratique assez passive.

En janvier 1882, un arrêté préfectoral autorise les femmes à concourir à l'Externat à condition de ne pas se prévaloir de leur titre d'externe pour concourir à l'Internat. Il faudra attendre 1885 pour que les femmes soient enfin autorisées à se présenter au concours de l'internat. La première à le réussir sera, en 1886, l'Américaine Augusta Klumpke, future grande neurologue, et la deuxième, deux ans plus tard, une Russe, Mlle M. Wilbouchewitch.

En 1900, on compte un interne pour chaque chef de service et un externe pour 20 malades dans les services de médecine. En un siècle, 3 357 internes ont été nommés.

Après la Seconde Guerre mondiale, sont créés les CES (Certificats d'Études Supérieures) afin de favoriser le développement des spécialités peu choisies par les étudiants non admis au concours de l'internat (comme l'ORL, la radiologie, la gynéco-obstétrique, l'ophtalmologie). Les CES permettaient aux étudiants d'avoir la qualification de spécialistes, après un enseignement théorique de deux ans, mais avec une formation clinique médiocre par rapport à celle de l'internat en lui-même.

1958 : la naissance des CHU
En 1958, la réforme Debré met en place les centres hospitalo-universitaires (CHU) ainsi que le plein-temps hospitalier et universitaire, donnant une impulsion considérable à la médecine hospitalière.

1968 : le concours de l'externat est supprimé
Les manifestations de mai 1968 ont abouti à la suppression du concours de l'externat, afin de permettre à tous les étudiants hospitaliers de bénéficier d'une formation pratique hospitalière de qualité, au contact des patients, appelée «l'externat». Peu après le terme d'externe disparaît pour devenir celui d'étudiant hospitalier. Avec la loi Faure, les facultés de médecine deviennent des UER (Unités d'Enseignement et de Recherche), puis des UFR (Unités de Formation et de Recherche) à partir de 1984, intégrées dans une université. Cette réforme, corrélée au nombre grandissant de la population étudiante et des candidats à la médecine, a engendré un afflux massif d'étudiants dans les services des CHU. Un concours de fin de première année de médecine (PCEM1) a alors été instauré en 1972 avec un système de *numerus clausus*.

1982-2005 : l'internat universitaire
Tout médecin pouvait devenir spécialiste, soit en passant la voie sélective et hospitalière de l'internat, soit par la voie non-sélective et universitaire des CES de moindre qualité, laissant ainsi

se développer une médecine spécialisée à deux vitesses. En 1982, on parle de supprimer le concours de l'internat. Suite à une protestation vigoureuse dans tout le pays et une grève massive des soins, il est finalement décidé de maintenir le concours, mais sous la forme d'un concours universitaire. En 1984, on supprime alors les CES médicaux et on rend le concours de l'internat obligatoire pour accéder à la qualification de spécialiste, via les Diplômes d'Études Spécialisées (DES), compléments du diplôme de docteur en médecine.

Jusqu'en 2003 les étudiants avaient donc le choix de préparer ce concours ou non. Ceux qui ne le souhaitaient pas ou qui n'étaient pas reçus étaient alors nommés résidents : internes pour deux ans dans des services moins spécialisés.

Ceux qui étaient reçus devenaient alors internes de spécialité, en fonction de leur choix de filière, véritable « médecin en formation » sous la supervision d'un praticien hospitalier.

2004 : suppression du concours de l'internat, naissance des ECN

En 2004, il est décidé par les pouvoirs publics de remplacer le concours de l'internat de spécialité par l'Examen National Classant (ENC) à la fin du deuxième cycle des études médicales (renommé « épreuves classantes nationales » ou « ECN » par la suite). Tous les étudiants en médecine doivent désormais passer l'examen et faire un internat. Ce n'est plus un concours mais un examen où il y a autant de places que de candidats. L'ancien résidanat devient alors l'internat de médecine générale, dans le cadre du processus de revalorisation de cette profession désertée de façon inquiétante. L'idée en vogue est de redonner son importance à la médecine générale au sein du système national de santé, la médecine générale adoptant alors le statut de spécialité comme les autres.

2. L'ORGANISATION ACTUELLE DES ÉTUDES MÉDICALES :

Durant neuf à douze ans, les études de médecine se déroulent en trois cycles au sein d'une université associée à l'un des vingt-neuf centres hospitaliers universitaires (CHU) français.

Premier cycle des études médicales (PCEM)

Le premier cycle se déroule sur deux ans, avec un concours à la fin de la première année, et a pour objectif de formation d'acquérir les connaissances scientifiques de base nécessaires aux métiers médicaux. Depuis la rentrée scolaire de 2010, la PCEM1 devient la « Première Année des Études de Santé » (PAES) ou « Première Année des Études Communes de Santé » (PACES), commune aux études médicales, odontologiques, pharmaceutiques et de sage-femme. Légalement, le redoublement de cette première année n'est autorisé qu'une seule fois.

Deuxième cycle des études médicales (DCEM)

Le temps de formation se divise entre l'enseignement théorique à la faculté et l'enseignement pratique dans différents services hospitaliers pendant quatre ans. Les étudiants sont salariés sous contrat à durée déterminée, n'ont pas de responsabilité thérapeutique, ni de droit de prescription, mais sont cependant responsables de leurs actes, sous contrôle d'un interne et d'un chef hospitalier. Ils doivent obligatoirement souscrire à une assurance professionnelle.

L'externat consiste le plus souvent en quatre stages par an de trois mois chacun dans des services de spécialités.

La rémunération des stages est quant à elle « symbolique » (rémunération brute depuis juillet 2010 : 128 euros par mois en quatrième année, 248 euros en cinquième année, 277 euros en sixième année).

L'arrêté ministériel relatif aux ECN

Depuis l'arrêté du 24 février 2005, des épreuves classantes nationales (ECN) anonymes ont lieu chaque année et donnent accès au troisième cycle des études médicales. Ces épreuves rédactionnelles ont lieu simultanément dans sept inter-régions. Les ECN permettent aux candidats d'obtenir une affectation en qualité d'interne.

Les ECN comportent quatre épreuves rédactionnelles :
- trois épreuves sur dossiers cliniques d'une durée de trois heures chacune ;
- une épreuve de lecture critique d'un ou plusieurs articles scientifiques d'une durée de trois heures.

Un président et deux vice-présidents du jury sont nommés par le ministre chargé de la santé, sur proposition du président du Conseil scientifique en médecine. Les sujets des ECN sont tirés au sort par le président du conseil scientifique en médecine, à partir d'une banque de sujets constitués par ce conseil.

Troisième cycle des études médicales (TCEM)

Les étudiants ayant validé le deuxième cycle des études médicales en France peuvent accéder au TCEM qui correspond à l'internat (via le concours de l'internat).

CHAPITRE 2

UNE FOIS L'ECN PASSÉ, QUE SE PASSE-T-IL ?

Le pourquoi du comment ?

Pourquoi les étudiants en médecine aujourd'hui, après six ans de cursus, tournent leur choix vers la médecine générale ? Ce n'est sûrement pas à force d'entendre autour d'eux : « Ah bof ! Le médecin généraliste, de toute façon, il ne sait qu'orienter les malades : "Vous avez un grain de beauté ? Ah... ça sera le dermato alors... C'est pour une prescription de pilule ? Ah, alors là, c'est le gynéco, il me semble..." » ou encore : « Oh là là, tu veux faire médecine générale alors que tu es bien classé à l'internat, quelle erreur ! Tu vas travailler plus pour gagner moins, fais plutôt radiologue ! »

Il y a ceux qui choisissent vraiment d'être généralistes. Ils en ont marre de l'hôpital, de l'usine à patients, de la pression hiérarchique, de la non-considération, de l'hyperspécialisation, de la lutte permanente avec les autres médecins, les autres professionnels de santé, les patients même... C'est le choix de la liberté, oui, on prend médecine générale par soif de liberté, suivant un imaginaire peut-être un peu naïf et utopique de liberté d'agir, avec bien sûr la conviction que le médecin généraliste, le médecin de famille c'est Le médecin avec un grand «L», celui que l'on va voir en premier, quoiqu'il arrive, celui que l'on retourne voir dès qu'on sort de l'hôpital car on n'a rien compris à tout ce que les autres ont pu nous raconter là-bas, celui qui écoute, qui met des mots sur les maux sans forcément y mettre des médicaments, celui qui suivait déjà Mamie et qui voit maintenant Léo depuis qu'il est né, celui qui sait un peu de tout sur tout et qui fait les liens. Les liens avec les autres médecins, les liens avec la famille, avec les maisons de retraite, avec l'assistante sociale, avec l'employeur, avec la maîtresse d'école...

Et puis il y a ceux qui ne choisissent pas vraiment. Ils ne savent pas trop quoi choisir, même s'ils ont un choix possible vers d'autres spécialités. Ils se disent que dans médecine générale, il y a général et que tout les intéresse alors pourquoi pas ? Il paraît qu'aujourd'hui on est mieux formé et qu'on est capable de plein de choses...

Enfin, il y a ceux qui n'ont pas le choix, qui sont dans les derniers à l'internat ou qui ne peuvent pas changer de ville. Ils signent pour médecine générale en se disant : « Merde, putain ! Qu'est-ce que je fous ? Médecine générale ? De toute façon, je ne peux ni redoubler ni arrêter maintenant ces études déjà trop entamées, qu'est-ce que je pourrais faire à la place ? Rien. Je n'ai pas envie, je vais me faire chier... Moi qui voulais faire de la neurochirurgie, à cause de ce concours à la con... »

La suite de ces histoires-là elles sont aussi vastes que variées. Certains y trouvent leur compte, d'autres sont ravis et finalement épanouis, certains arrêtent tout, d'autres s'orientent tant bien que mal vers des horizons plus spécialisés.
A.M.

Le doute m'habite...

Alors déjà le droit au remords porte bien son nom. C'est un truc pour les gens qui ne sont pas très décidés, qui hésitent, qui tergiversent, qui doutent, qui se masturbent le ciboulot... Donc, en gros, le principe du droit au remords : on choisit sa spécialité après l'ECN en fonction de son projet professionnel et si, pendant les quatre premiers semestres, on se rend compte que finalement, ben non, ce n'est pas dans cette spécialité qu'on s'épanouira, et bien, on a le droit de changer d'avis (si notre rang de classement nous le permet).
Pour mon cas, j'ai passé l'ECN, et j'ai eu un classement qui me permettait de choisir n'importe quelle spécialité dans n'importe quelle ville de France. J'avais toujours voulu faire de la médecine générale, et voilà qu'arrive le résultat de l'ECN. Et là, juste après m'avoir félicité, tout mon entourage me pose la question fatidique : « Mais avec ton classement, tu vas faire quoi maintenant ? Tu veux toujours faire de la médecine générale !!! » Et là, début d'une longue, longue, longue, très longue période de doute. Est-ce que je choisis la médecine générale, et si j'en crois mon entourage : je finirai vieille fille, sans enfant, à gagner le SMIC, sans avoir

aucune reconnaissance de mes pairs, et des patients, sans vacances, sans temps libre, et tout ça juste pour soigner des rhumes et des dépressifs. J'appelle la Terre entière pour essayer d'avoir l'argument ultime qui me permettra de prendre *LA* bonne décision. La majorité me conseille de prendre « spécialités médicales » car cela présente tous les avantages : si je ne veux pas m'enfermer dans une spécialité, je n'ai qu'à choisir médecine interne, et la relation avec le patient est très bonne aussi, et puis surtout ça n'a pas les inconvénients sus-cités de la médecine générale.

Et là, j'écoute mon entourage (amis, famille, amis de la famille, famille des amis…) et je choisis le jour fatidique de l'amphi de garnison « spécialités médicales à Paris ». Commence alors l'internat : premier semestre en médecine interne pour voir si le coup de foudre arrive. Eh bien il n'arrive pas, et c'est même l'inverse, doute encore plus ultime, est-ce que je veux vraiment continuer la médecine ? J'essaye donc toujours en écoutant cet entourage très prévenant à mon égard, un stage plus cool, dans une spécialité plus cool qui me laissera avoir une excellente qualité de vie plus tard et qui ne présente aucun des défauts de la médecine générale : 2e semestre en dermatologie, et là, ce n'est pas le coup de foudre non plus, je m'ennuie à mourir. Bon, 3e semestre, je choisis un stage assez généraliste en maladies infectieuses, et là « coup de foudre » : j'adore la relation avec les patients, et j'adore quand les IDE du service viennent me demander une ordonnance pour leur pilule, ou pour leur asthénie récente (où d'ailleurs je fais mon premier diagnostic de grossesse). Et là, *LE* doute revient : dermatologie, autre spécialité ou médecine générale ?????

Insomnies, nombreux coups de fils à l'entourage, listes interminables avec d'un côté les points positifs, et de l'autre les points négatifs... Ça tourne en boucle dans ma tête.

Et un matin de mon 3e semestre, je me réveille (si si je vous assure comme dans les films), avec *LA* décision. J'annonce alors à tout mon entourage ma décision de faire un droit au remords, certains m'encouragent, la plupart ne comprennent pas.

Je commence alors les démarches administratives :

- mise en contact puis rencontre avec le coordinateur du DES de Médecine Générale qui doit valider ma décision de faire un remords, et le nombre de stages qu'il accepte d'intégrer dans ma maquette de médecine générale ;
- mise en contact avec ma faculté pour les prévenir de mon changement d'orientation ;
- mise en contact avec l'ARS (Agence Régionale de Santé), et envoi *DU* document avec le nombre de stages validés et intégrés dans la maquette, la signature du coordinateur du DES, et ma signature.

Il est bien précisé sur ce document qu'aucun remords ne sera alors plus possible, et que la décision est définitive. Interdiction donc d'avoir un remords sur son droit au remords... Je serai donc médecin généraliste.

S.R.

Sur un coup de tête...

Été 2009, le concours est derrière moi. Je peux enfin profiter de ma liberté retrouvée. Dans quelques semaines, c'est l'amphi de garnison ou : « Choix solennel conditionnant le

reste de ta vie… », donc à prendre au sérieux, paraît-il. Pour ma part, tout est clair, net et décidé, je serai interne de médecine générale à Toulouse.
Pourquoi la médecine générale ? Pour l'autonomie, l'absence de hiérarchie, le libre choix de sa pratique médicale, le suivi des patients dans leur globalité et sur le long terme. Tout ce qu'on ne peut pas avoir à l'hôpital.
Pourquoi Toulouse ? J'y suis née, je m'y sens bien, j'y ai déjà fait toutes mes études et oui, surtout, cela fait maintenant un an que j'ai l'immense joie de flirter avec la vie de couple. Certes, j'aurais bien envie de changer d'environnement, de voir autre chose, mais que ne ferait-on pas pour sa douce moitié ? C'est donc, sans regret et pleine d'espoir, que je reste dans ma ville natale et appréhende ma nouvelle vie.
Malheureusement, c'est sans compter sur l'intervention de mon cher et tendre, qui après m'avoir fait l'honneur de sa compagnie pendant un an, décide de mettre un terme à notre relation. Une montagne de projets anéantie par un simple « je ne veux plus qu'on se voit » téléphonique. Face à cette situation, je n'ai qu'un seul remède : Marie meilleure amie en titre. Actuellement de passage à Toulouse, cela fait maintenant deux ans qu'elle vit sur Paris. Elle m'accueille à bras ouverts armée de chocolat, gâteaux et autres friandises. Je parle, je mange, je pleure toute la nuit. Puis 4h du matin sonne, une grande décision est prise : exit la province, exit la vie de couple, je serai interne de médecine générale à Paris en coloc avec Marie.
C'est donc suite à ce coup de tête, que je vis dans la capitale depuis maintenant deux ans. Je ne me suis pas trompée tant sur la ville que sur la spécialité. Pour une rupture,

c'est une réussite, aucun remords, aucune amertume, plus qu'un an et je suis médecin.
M.L.

Deux en un !

Ça y est, le classement est tombé ! C'est à plusieurs milliers de kilomètres de la France, plus précisément au Vietnam où je fais mon dernier stage d'externe, que je découvre sur le site du CNCI (Centre National des Concours d'Internat) mon classement à l'internat. « Pas trop mal » me dis-je… Mais en fait, qu'est-ce que je vais bien pouvoir choisir ? Après une année de dur labeur, le nez dans le guidon, j'avais presque oublié que l'objectif final de ce concours était quand même le choix de la spécialité et de la ville !
Une spécialité médicale ? J'aimais bien l'endocrinologie… Médecine générale ? Ça fait déjà plusieurs années que j'y pense… Et sinon, psychiatrie ? Après tout, pourquoi pas ?
Et où partir faire mon internat ? Rester à Paris ? Ou changer un peu d'air ? Si je choisis de faire une spécialité, il me faudra certainement partir en province. À Marseille, Bordeaux, Toulouse ? Bref, au soleil ? Mais en bonne parisienne qui se respecte, je n'ai même pas mon permis de conduire, une vraie contrainte quand on sait qu'il faut parfois passer six mois dans une petite ville sans moyen de transport. Et je n'ai pas envie non plus de vivre à l'internat, étouffée par la promiscuité.
Sous 40 °C, 80 % d'humidité, entre après-midi à la plage et soirées arrosées de Huda Beer, les idées se bousculent !

Mais après tout, il me reste encore deux mois pour réfléchir. J'ai le temps… Profitons des vacances !

Pourtant, quelques semaines plus tard, dans l'avion qui me ramène vers la France, mon esprit est moins léger… Je n'ai pas vraiment pris la peine de réfléchir à mon avenir. Je compte sur mes amis et ma famille pour m'aider à avancer. En fait, une fois en France, très vite, mon choix se porte vers la médecine générale. Seulement trois ans d'internat, pas besoin de « faire de la lèche » aux chefs de service pour ensuite récupérer un poste de chef de clinique, et quitter au plus vite l'ambiance pesante et ultra-hiérarchisée de l'hôpital. Et comme ça, je reste à Paris, histoire de profiter encore un peu de ma famille, mes amis, et de la vie animée de la capitale !

Mais mon choix se heurte aux « gentilles » attentions de mes proches. Mais quelle idée de vouloir faire de la médecine générale ? C'est mal payé, mal reconnu, et puis ce n'est pas une vie pour une femme ! Il serait préférable que je fasse une spécialité qui me permette de vivre aisément, et sans trop de contraintes (pas de garde, pas d'horaire à rallonge, pas d'urgence à gérer)… Bref quelque chose de pépère !!!

Alors je me renseigne : je discute avec des internes de différentes spécialités, je vais flâner sur des forums, je regarde les distances à parcourir pour rejoindre certaines villes en train. Mais rien ne me convainc. Je m'imagine bien gérer les petits et gros « bobos » du quotidien, suivre les patients et leur famille pendant de longues années, jongler entre la prise en charge de l'hypertension artérielle de la personne âgée et la bronchiolite du nourrisson.

Un matin d'octobre, je me rends donc à l'amphithéâtre de garnison, la boule au ventre, pour choisir médecine générale

à Paris. Est-ce le bon choix ? Malgré la possibilité de faire un droit au remords, il me semble que ma décision est irrévocable. C'est un peu le flou lorsque je m'avance vers le bureau à l'appel de mon nom pour annoncer que je choisis bien médecine générale. Mais finalement, quel soulagement ! *Alea jacta est !* Advienne que pourra ! À moi la vie d'interne !
B.T.

I'm a hero !

Médecine générale, chirurgie, dermatologie, cardiologie, gynécologie, ophtalmologie... un vaste programme dans lequel il n'est pas facile de s'y retrouver. Car au-delà de ce dernier concours, de l'obtention de cet ultime classement, il faut faire un choix. Un choix non sans conséquence, car cela conditionnera à vie notre activité professionnelle. Il faut choisir non seulement une voie mais également une ville d'exercice. Mais il va de soi que tout le monde ne pourra pas faire ce qu'il veut où il veut. Certaines spécialités et autres villes attractives sont pourvues bien avant d'autres. L'année où j'ai présenté ce concours, nous étions environ 6 700 à participer. Plus de 50 % des postes sont consacrés à la médecine générale. J'avais la chance d'avoir un classement qui me permettait de faire ce que je voulais où je voulais. Peut-être que finalement, cela complique le choix d'avoir justement le choix !
Je n'ai pas hésité à choisir la médecine générale. J'avais la conviction personnelle que c'était ce qu'il me fallait. Pourtant, on ne peut pas dire que ma formation universitaire m'ait montré la voie. À mon époque, les stages d'externat

étaient exclusivement hospitaliers et les enseignants uniquement des médecins hospitaliers. Autant dire que notre contact avec la médecine générale était inexistant. Certains enseignants et étudiants paraissaient même mépriser cette discipline et la trouvaient peu recommandable. Cet état d'esprit contribue sûrement à désintéresser certains étudiants de la médecine générale. Actuellement dans certaines facultés, des stages chez des médecins généralistes ont été instaurés au cours de l'externat, ce qui est, selon moi, une très bonne chose. Je ne voulais pas m'enfermer dans une spécialité. J'aimais au contraire cette prise en charge pluridisciplinaire où le relationnel tenait une place importante. Au moment de mon choix, on m'a dit : « Mais tu es folle, tu ne vas quand même pas choisir ça alors que tu pourrais faire autre chose ! » Autre chose de plus prestigieux et plus lucratif, sûrement. Belle mentalité... Mais ça ne m'intéressait pas. Le choix de la ville a été encore plus aisé. J'avais toujours vécu en région parisienne, j'avais ici ma famille, mes amis, mes petites habitudes et je n'ai pas envisagé partir ailleurs.

Puis le jour du choix arrive. Une voix sérieuse prononce mon nom. Je dis fièrement : « Médecine générale à Paris. » Certaines personnes applaudissent dans la salle, comme si c'était héroïque de choisir la médecine générale... Alors voilà, c'est parti, je suis officiellement interne en médecine.
L.B.

Euphorie latine

Les résultats du concours ? J'étais à Sucre, petite ville bolivienne, en voyage itinérant avec mon amoureux. La date à laquelle ils allaient « tomber », on ne la connaissait pas précisément. Autour du 14 juillet ils disaient… C'était huit jours plus tôt si je me souviens bien. Nous étions sur internet dans un cyber café des plus rustiques, avec une connexion très lente, pour envoyer des nouvelles à nos familles. Et je reçois en direct un mail de ma binôme (l'amie avec qui j'ai révisé le concours pendant presque deux ans) qui me dit bravo ! Et c'est tout… Sans réellement comprendre je me connecte au site du CNCI, les résultats ECN sont en ligne… Je clique, la connexion est tellement lente ! Le temps s'arrête, c'est le résultat de sept ans d'études, d'assiduité, de travail, de sacrifices… En un clic… 348e sur 6238, Ouah… Comment j'ai fait ? Nan mais comment j'ai fait ? Cris de joies, larmes, embrassades… Avec les Boliviens autour de nous qui se demandent si la situation est grave ou non… Appel des parents, qui n'entendent rien, le réseau est pourri, saccadé, qui finissent par comprendre, c'est le bonheur total. La porte qui s'ouvre sur toutes les possibilités, sur le choix total, la liberté de choisir, pouvoir choisir son métier. Quelle chance d'être dans ma situation. Chance méritée ? On dit que dans tout concours il y a au moins 30 % de chance. Ma binôme est 1640, qu'est-ce qui a fait que notre classement ait un tel écart, on a bossé de la même façon, répondu pratiquement pareil le jour J, elle a même bossé plus que moi… Et les autres, les potes, quelle place ont-ils ? Il y a des grosses déceptions, des surprises, des chocs, des rangs inespérés et parfois un total désespoir. Beaucoup doivent

alors réfléchir à leur choix, prévu en septembre, analyser la situation, regarder le nombre des postes dans chaque ville, en fonction des spécialités, et faire alors des sacrifices, renoncer à telle ou telle voie.
Au cours du deuxième cycle, j'ai eu envie de faire psychiatrie, pédopsychiatrie, cancérologie, radiothérapie précisément, puis hématologie. Si ça avait été chirurgie j'aurais pris orthopédie... Et finalement, j'ai compris que ce que je voulais vraiment être c'était le médecin famille, le seul médecin qui pouvait exister à mes yeux quand j'avais cinq ans et que j'allais chez le docteur avec ma mère. Le médecin généraliste en somme, qui sait un peu tout sur tout et qui est là pour tous, comme une clé au cœur du système, loin des craintes de l'hyperspécialisation, de la technicité pure, de l'homme machine et du monde effrayant hospitalo-universitaire, et qui reste dans un monde libéral. Avec mon classement, je pouvais faire médecine générale partout en France. Depuis mes sept années passées à Angers, je rêvais de retourner dans le Sud, auprès de ma famille, du soleil et d'aller à la faculté de Montpellier, attirante sur bien des points. Et puis Sébastien, avec qui je sortais depuis tout juste un an m'a dit qu'il était muté à Paris. Je voulais tout sauf Paris. Je ne suis pas faite pour la capitale, les facultés parisiennes, le stress, l'élitisme, le monde à Châtelet et les RER pour aller dans les hôpitaux périphériques... Nous nous sommes installés près de Bastille deux mois après, en rentrant d'Amérique du Sud. Mes résultats au concours me faisaient arriver en deuxième position dans le classement des internes de médecine générale d'Île-de-France, ce qui semblait signifier une plus large possibilité de stages, une maquette plus facile à valider rapidement et

probablement un accès aux stages les plus courus. J'étais heureuse d'être enfin interne, d'avoir réussi cette première étape, d'avoir eu le choix. Le statut de médecin généraliste se dessinait plus nettement à l'horizon. Et puis, j'ai vite déchanté… Du moins au début.
A.M.

Révélation tardive

La médecine générale ? J'y pensais depuis quelque temps déjà. En temps qu'externe, je n'avais pas eu le coup de cœur pour une spécialité en particulier. J'aimais tout. Non, pas tout. La chirurgie, je n'aimais pas. Mais le reste, tant que c'était auprès du patient ça me plaisait. Dans ma famille, il y a beaucoup de médecins généralistes. Ils sont épanouis et m'ont transmis cette passion pour l'humain dans sa globalité. J'étais moyennement bien classé à l'ECN, ça suffisait pour que je puisse rester dans ma région, à côté de mes proches, et faire de la médecine générale. J'étais content. Je me voyais déjà m'installer en campagne, m'occuper de mes patients, en donnant le meilleur de moi-même.
J'ai réalisé mon deuxième stage d'interne en oncologie médicale. J'étais du côté des chimiothérapies. Au début, les protocoles, les produits, les études, ça me dépassait complètement. Trop chimique, trop scientifique. Et puis, il y a eu les malades, et là… ça a été la révélation. Je voulais accompagner ces gens, qui luttaient au quotidien contre la mort, pour la vie. Je n'avais jamais rencontré de personnes aussi courageuses. Cela a été une véritable leçon de vie. L'équipe avec laquelle je travaillais aussi était formidable et

le chef de service m'a demandé pourquoi je ne voulais pas être oncologue ? Ça a tout chamboulé. Il m'a dit de réfléchir. Le stage d'après, j'étais en cabinet médical en ville, chez un médecin généraliste. Il était peu entraînant, peu motivé, ne donnait pas envie de devenir comme lui. Du coup, j'ai eu peur de la médecine générale et je me suis retourné sur la cancérologie. J'ai contacté mon ancien chef de service d'oncologie qui m'a assuré qu'un poste de chef de clinique m'attendrait et j'ai fait mon droit au remords.
C.T.

Évacuation d'urgence

Médecine générale, j'ai toujours su que c'était la spécialité à ne pas faire. En tout cas pour moi. J'ai choisi médecine générale à l'internat uniquement pour pouvoir faire le DESC (Diplôme d'Études Spécialisées Complémentaires) d'urgences. Je ne comprends d'ailleurs toujours pas pourquoi « les urgences » ce n'est pas une spécialité individualisée. En prenant médecine générale, j'ai dû faire toute la maquette obligatoire du DES mais j'ai surtout tout fait pour pouvoir être le maximum en stage aux urgences. Le pire, j'avoue, ça a été le stage obligatoire en cabinet de ville : « plan plan », on voit des otites et des rhinopharyngites toute la journée... quelle horreur !
T.T.

Plus le choix...

Le jour des choix dans l'amphithéâtre de garnison, est un jour étrange où on a le sentiment de prendre la décision la plus importante de sa vie. Les premiers classés savent, avant d'arriver, ce qu'ils vont choisir et obtenir. Les autres, c'est moins évident. Au fur et à mesure que les nouveaux internes choisissent, le nombre de postes par ville de chaque spécialité diminue. Il faut donc revoir parfois ses choix en fonction de ce qu'a choisi la personne devant soi. Les pré-choix par internet servent normalement à établir les différents *scenarii* en fonction des choix de chacun. Mais un choix reste un choix jusqu'au bout.

Le jour où j'ai fait le mien, la fille à côté de moi, qui passait juste avant m'a dit qu'elle avait choisi psychiatrie à Bordeaux. Elle était persuadée de l'avoir, car il restait deux postes et qu'une seule personne avant elle choisissait aussi psychiatrie/Bordeaux. Quelques minutes avant qu'elle soit appelée, un garçon, à qui c'était le tour d'énoncer son choix a dit : « Psychiatrie-Bordeaux. » Sans vraiment réaliser, elle me dit que ce n'est pas possible, que cela fait trois semaines qu'il indique sur internet qu'il choisit médecine générale/Bordeaux et qu'il ne peut pas changer en dernière minute et lui piquer son poste à elle ! Et bien si... Il a choisi de changer en dernière minute. Complètement perdue, c'est à elle de passer, elle ne sait pas quoi dire, ne sait pas quel poste il reste pour Bordeaux, n'avait même pas réfléchi à autre chose que la psychiatrie. En larmes, elle a dit : « Médecine générale/Bordeaux. » C'était horrible à voir. Tout ce qu'elle avait pu s'imaginer pour sa formation et sa future vie professionnelle s'était effondré en quelques minutes. Un an

après, j'ai appris que le fameux garçon qui avait choisi psychiatrie/Bordeaux en dernière minute, avait fait son droit au remords, ne supportant pas les dépressifs et les psychotiques, et qu'il allait devenir médecin généraliste. Le poste qu'il a libéré, malheureusement n'a pas pu être récupéré par cette jeune femme, qui encore aujourd'hui essaie de trouver du positif dans sa formation de médecine générale, alors qu'elle aurait pu s'épanouir en tant que psychiatre.
A.M.

Pas d'alternative.

Au moment de passer l'ECN, on n'a pas tous une idée précise de la spécialité que l'on va faire. La crainte, c'est le classement et avec lui l'impossibilité d'avoir accès non seulement à certaines spécialités mais aussi à certaines villes. Très bien classé, on peut avoir la spécialité de notre choix dans la ville de notre choix. Moyennement bien classé, on peut avoir à choisir soit la spécialité, soit la ville. En gros, c'est à chacun de savoir ce qui prédomine dans son choix : le climat ou la profession ? On entend souvent que la formation médicale parisienne est meilleure qu'ailleurs. Beaucoup de jeunes internes ont travaillé dur pour pouvoir choisir Paris, quelle que soit la spécialité d'ailleurs. D'autres préfèrent déménager pour pouvoir être formé dans la spécialité de leurs rêves. Mal classé, on perd le choix de la spécialité et celui de la ville perdure… Des places en médecine générale, globalement, il y a en a partout et presque pour tous.
Je viens d'Angers, j'ai le sentiment d'avoir bien été formée tout au long de mon externat et d'avoir été également très

bien préparée à l'ECN. Je voulais faire mon internat partout sauf à Paris. La réputation de la capitale pour son élitisme ne m'attirait pas. Les transports, le monde, les grands CHU... Je préférais rester en province pour pouvoir me former « en douceur » à la médecine générale. Et puis, mon conjoint a trouvé du travail à Paris. Cela va faire bientôt trois ans que nous vivons à Bastille, au cœur de la foule parisienne, entre le bruit du métro et celui du RER, et que j'enchaîne mes stages dans les plus gros hôpitaux français. Comme quoi, il n'y a pas que le classement à l'ECN qui induit nos choix.
A.M.

Un choix cornélien

Matthieu et Sabine sont en couple depuis bientôt trois ans. Ils ont fait leur externat à Paris ensemble, ont révisé et préparé le concours de l'ECN ensemble. Lui rêvait de faire de la médecine interne à Toulouse, pour se rapprocher de sa famille. Elle rêvait de faire de la neurologie, à Paris ou ailleurs, elle s'en fichait de l'endroit, tant qu'elle pouvait faire cette spécialité. Mais bon, l'essentiel pour eux c'était aussi de rester ensemble et de ne pas traverser la France tous les week-ends pendant quatre ans voire plus pour pouvoir se voir. Les résultats tombés, Matthieu est 840e et Sabine 2 500e. Avec les spécialités qu'ils souhaitent, ils ne peuvent pas rester à Paris. Matthieu lui, a la possibilité de faire la médecine interne à Toulouse. Sabine elle, peut faire de la neurologie à Brest, Nantes, Amiens... mais pas à Toulouse. Sacré dilemme pour ce couple. Comment choisir ? Quoi choisir sans risquer la déception ou la frustration de l'autre

et sans compromettre le couple en lui-même ? Pour l'histoire, Matthieu terminera bientôt son internat en médecine interne et Sabine, sera médecin généraliste dans quelques mois. Ils vivent à Toulouse depuis trois ans.
A.M.

Extraits de choix :

À la fac :
– Vous avez intérêt à travailler sinon vous serez obligés de prendre médecine générale !
– Ceux qui seront mal classés n'auront que médecine générale !
– Tu veux faire quoi comme spécialité ? Médecine générale ! Oui, mais si t'es bien classée ?...
– Les médecins généralistes gagnent mal leur vie !

À l'hôpital :
– Les médecins généralistes ne font pas de diagnostics.
– Encore un généraliste qui nous adresse un patient pour rien !
– Il y a quand même beaucoup de généralistes incompétents.
– Les médecins généralistes passent le relais aux spécialistes dès qu'il y a le moindre problème.
– En médecine générale, pas besoin d'avoir beaucoup de connaissances.

Autant de phrases entendues au cours de ma formation. Et si on commençait par revaloriser la médecine générale auprès des médecins eux-mêmes ?
M.L.

Courage fuyons ?!

Être interne en médecine générale en France aujourd'hui c'est quoi ? C'est, après neuf-dix ans d'études, être payé 1 600 à 1 800 euros par mois, faire en moyenne 60 heures par semaine (certains peuvent aller jusqu'à 75 !), et n'avoir une reconnaissance et considération que modestes pour le travail effectué et le service rendu.
Âgée de 26 ans, après sept ans d'externat, appliquée à suivre les stages à l'hôpital le matin, les cours à la fac l'après-midi, après avoir passé deux fois par an les examens avec succès, sans aucun rattrapage, après avoir préparé pendant plus d'un an le concours de l'internat en fin de 6e année, avoir mis de côté toute vie sociale et familiale pour me concentrer sur ce que j'imaginais être l'ultime effort scolaire de mes études (au bout de sept ans, on a bien le droit d'avoir un peu de tranquillité ensuite non ?), avoir été reçue 348e/6500, j'ai choisi la spécialité de médecine générale.
Hé bien oui, médecine générale, c'est une spécialité. Nous sommes spécialistes de la généralité. Depuis 2004, dans un souci de redonner sa place à la médecine ambulatoire (la médecine de ville comme on l'appelle), et face à un constat évident d'un besoin social croissant depuis plusieurs années du recours au médecin généraliste, les hauts

décisionnaires du pays ont décidé d'intégrer la médecine générale au système de l'internat en médecine.

L'idée semble bonne. Nombreux sont ceux qui se battent et se sont battus pour que cela se fasse. Nombreux sont ceux qui y croient et sont motivés pour participer à cet immense projet constructeur qui a l'ambition de redonner sa place à la médecine générale dans la société, de recentraliser les soins primaires sur le médecin traitant. Tout paraît logique d'autant plus qu'il s'agit de commencer à la source : cueillir les futurs médecins généralistes au début de leur formation. Cette formation, elle est pensée, repensée, sur-pensée. Elle est voulue intense, complète, attractive, intéressante et surtout formatrice. Mais pour ça, il faut bien sûr un budget, des locaux, des lieux de formation, des responsables.

Se créent alors, les « départements » de médecine générale, avec des directeurs, des sous-directeurs, et chacun de ceux qui auront œuvré de près ou de loin à la réalisation de cet édifice. Évidemment, comme dans tout grand projet, il y a organisation, hiérarchie, pouvoir.

Bon, d'accord, allez on se lance dans le projet ! Il faut des participants aussi quand même, non ?

Alors initialement oui, la médecine générale était choisie en dernier au choix de l'internat, les « plus mal classés » – comme on les a appelés – la choisissaient, car il ne restait qu'elle à prendre, par dépit. Et puis, les choses changent, les idéologies aussi, ainsi que les spécialités, (les autres) évoluant aussi, se « sur-spécialisant » et les vieux externes commencent à se dire que finalement la médecine générale… (puisque maintenant on y prête un peu plus d'attention et qu'on nous propose une formation qui a l'air de tenir la route). On est mieux considéré par ses pairs mais aussi par la société entière, ça n'a pas l'air si mal.

Alors on y va, on se lance dedans à notre tour, par choix, par conviction, motivés et même contents. En fait, on déchante assez vite. Des histoires d'internes déchus, déprimés, isolés, perdus, il y en a des dizaines.

Bien sûr que c'est exagéré, enfin un tout petit peu, mais pourquoi ? Exagérer pour attirer l'attention ? Parce que tout le monde s'en fout, on entend des petites choses à droite à gauche et puis… rien… rien, car ben non ce serait trop dommage qu'il y ait un vrai scandale qui prive tous ces hôpitaux de leur petite main-d'œuvre pas chère, qui prive leurs praticiens des internes qui bossent pour eux pendant qu'ils touchent ailleurs leur deuxième salaire ou le dépense au golf pendant qu'on tient à leur place leur cabinet, ce serait tellement dommage que tout le monde se rende enfin compte de l'importance de ces internes exploités à faire un travail indispensable !

A.M.

QUELQUES INFORMATIONS, EN BREF

C'est bien beau d'avoir passé le concours mais ensuite, qu'advient-il de nos étudiants tout juste internes ? Vers quoi les amène cet examen classant ?

Ce chapitre vous explique quelle est la suite des événements de leur cursus et les différents choix qu'ils vont avoir à faire avant même de débuter leur internat.

1. CHOIX DE LA VILLE ET DE LA SPÉCIALITÉ :

Les externes (étudiants hospitaliers) de quatrième année de DCEM (DCEM4 soit sixième année de médecine) passent chaque année vers le mois de juin les ECN. Suivant son classement national, l'étudiant choisit sa ville avec son centre hospitalier universitaire d'affectation, ainsi que sa filière (ou spécialité).

Jusqu'en 2011, le choix s'effectuait dans un traditionnel et symbolique « amphithéâtre de garnison » après une phase de simulations et de pré-choix sur internet. Les étudiants devaient alors tous se présenter en fonction de leur rang de classement en région parisienne au mois de septembre pour officialiser définitivement leur choix.

Depuis, le CNG (Conseil National de Gestion) qui s'occupe de l'organisation des ECN a supprimé cet amphithéâtre de garnison pour laisser la place à un choix virtuel sur internet, moins coûteux et moins lourd à organiser du point de vue logistique.

En 2013, 8 001 étudiants ont passé les ECN et 7 820 postes étaient ouverts. On observe un nombre de postes inférieur au nombre de candidats. Ce constat étant à modérer par l'absence de tableau de répartition des postes d'internes des hôpitaux des armées, ceux-ci étant classés parmi les autres étudiants, mais disposant d'une procédure de choix interne à l'École de Santé des Armées.

11 filières existent au choix :
Médecine générale : 3 799 postes
Spécialités médicales : 1 533 postes
Spécialités chirurgicales : 654 postes
Psychiatrie : 514 postes
Anesthésie-réanimation : 416 postes
Pédiatrie : 298 postes
Gynécologie-obstétrique : 208 postes
Médecine du travail : 170 postes
Biologie médicale : 97 postes
Santé publique : 90 postes
Gynécologie médicale : 41 postes

L'augmentation du nombre total de postes pour les internes depuis 2004 dépend très fortement de l'augmentation du nombre de postes d'internes de médecine générale.
Il est en effet important pour répondre aux besoins de démographie médicale de poursuivre cette augmentation et pour rétablir l'égalité entre la médecine générale et les autres spécialités.

Certains postes sont plus sollicités que les autres...
Pourquoi ? Comment se décider pour telle ou telle discipline ? Avec le classement des ECN, les premiers arrivés sont les premiers servis. Il y a un nombre de postes par spécialité et par CHU qui est prédéfini et pas un de plus. Globalement, on constate que les candidats placés dans la première moitié du classement ont la possibilité de choisir n'importe quelle spécialité, mais parfois à condition de changer de lieu de formation. Pour ceux qui sont classés ensuite, c'est moins facile.

Le choix de carrière des étudiants est surtout lié aux caractéristiques qu'ils attribuent à leur future profession, et à la perception qu'ils ont d'eux-mêmes dans le monde du travail. Ces caractéristiques sont différentes entre les sexes, ce qui détermine des choix de spécialité différents pour les hommes et les femmes.

Depuis plusieurs années, les spécialités médicales restent les plus choisies en premier, suivies des spécialités chirurgicales. Cependant, on réalise petit à petit que la médecine générale arrive en deuxième position dans le choix des femmes et en quatrième position chez les hommes. Les spécialités les moins courues restent la santé publique et la médecine du travail.

Ce choix de spécialité est un choix difficile. Il met en concours de nombreux paramètres. À la fois celui d'avoir la possibilité de choisir (par le rang de classement) mais aussi de choisir en fonction de la société qui modifie elle-même au fil du temps les possibilités de carrière et leurs modes de réalisation (variations des besoins démographiques des médecins).

L'étudiant pense inévitablement à la spécialité en elle-même, son intérêt, son aura, sa difficulté en tant qu'investissement personnel dans la profession, les responsabilités, le rythme de travail, la durée de la formation, les revenus... La chirurgie par exemple, a toujours eu un certain prestige et attiré beaucoup de monde, mais au prix de nombreux sacrifices personnels.

Après l'ECN, il existe un « droit au remords » : les étudiants peuvent revenir sur leur choix de spécialité au cours des quatre premiers semestres de l'internat. Mais encore faut-il avoir été suffisamment bien classé... Impossible d'obtenir un poste en spécialités médicales si celles-ci ne vous étaient pas accessibles la première fois. En outre, il faut choisir une discipline dans la même subdivision.

Les changements de ville ne peuvent être que temporaires. Ainsi, lors des « inter-CHU », les internes peuvent effectuer deux stages de six mois en dehors de leur CHU (Centre Hospitalo-Universitaire) d'affectation. Par la suite, il faudra attendre le « clinicat », soit deux ou trois ans après l'internat pour espérer un poste ailleurs...

Classement des spécialités préférées des étudiants (en 2009, par ordre de préférence) :
- pour les femmes : spécialités médicales, médecine générale, spécialités chirurgicales, gynéco-obstétrique, anesthésie réanimation, pédiatrie, psychiatrie, gynécologie médicale, biologie médicale, santé publique, médecine du travail,
- pour les hommes : spécialités médicales, spécialités chirurgicales, anesthésie réanimation, médecine générale, gynécologie-obstétrique, pédiatrie, biologie médicale, psychiatrie, santé publique, gynécologie médicale, médecine du travail.

2. QU'EST-CE QUE LE DES ?

Le DES français est le « Diplôme d'Études Supérieures » qui est délivré aux médecins, pharmaciens ou dentistes ayant effectué une formation hospitalière de troisième cycle. En fonction de la spécialité cette formation dure 3 à 5 ans. La formation au DES correspond à ce qu'on appelle la période de l'internat. Actuellement, tous les nouveaux docteurs en médecine sont titulaires d'un DES précisant leur spécialité, qui s'ajoute à leur diplôme d'État de docteur en médecine (obtenu par la thèse). Le DES peut être complété par un DESC (Diplôme d'Études Supérieures Complémentaire).

L'obtention du DES se fait après la validation de plusieurs éléments :

- La **formation pratique, les stages hospitaliers ou ambulatoires** : 6 à 10 semestres d'internat suivant les spécialités (six semestres pour la médecine générale, huit semestres pour les spécialités médicales, 10 semestres pour la plupart des spécialités chirurgicales). Les stages correspondent à une maquette de validation spécifique à chaque spécialité.
- La **formation théorique** (environ 200 heures), axée sur la spécialité, différente en fonction des facultés.
- La **rédaction et soutenance d'un mémoire de spécialité** : de fait, en médecine générale, la thèse d'exercice de docteur en médecine, peut faire office de mémoire de DES à condition qu'elle porte sur un sujet relatif à la spécialité du DES.

3. CHOIX DU DES EN MÉDECINE GÉNÉRALE :

Selon l'ONDPS (Observatoire National de la Démographie des Professions de Santé), au cours de l'année 2008-2009, il y avait, en France, 19 113 internes en formation, dont 7 279 futurs médecins généralistes, contre 4 795 en 2006-2007. C'est la première année où le nombre de postes offert en médecine générale, à l'internat, a été supérieur à celui des autres spécialités. Il y a eu aussi, ces dernières années, une nette augmentation de la densité des internes en médecine générale (IMG) dans toutes les régions.

L'arrêté du 22 septembre 2004 fixant la liste et la réglementation des DES de médecine, a mis officiellement en place le DES de médecine générale, ajoutant la médecine générale à la liste des spécialités médicales. Celle-ci ne pourra donc plus être pratiquée que par les étudiants ayant reçu une formation spécifique de trois ans en médecine générale.

Cette chronologie issue de l'étude « Jeunes diplômés de médecine générale : devenir médecin généraliste... ou pas ? Les enseignements du suivi d'une cohorte d'une cinquantaine d'anciens internes (2003-2010) - Géraldine BLOY – février 2011 », résume bien ce qui s'est passé spécifiquement pour la médecine générale :

1958 : la réforme Debré institue les CHU qui consacrent le monopole des hospitalo-universitaires sur la formation de tous les médecins. Rien n'est prévu pour la Médecine Générale.

1968 : l'idée d'un stage en Médecine Générale pour les futurs généralistes est lancée. Premier diplôme universitaire de formation supérieure à la médecine générale à Bobigny.

1972 : possibilité légale d'un stage en Médecine Générale - Troisième cycle expérimental à Bobigny et à Créteil.

1973-1977 : création des premières sociétés savantes de Médecine Générale (Société Française de Médecine Générale et Société de Formation Thérapeutique du Généraliste).

1975 : constitution du premier syndicat mono-catégoriel : le Syndicat de Médecine Générale (SMG) (non représentatif).

1982-1984 : réforme de l'internat : mise en place d'un 3e cycle pour les étudiants généralistes (résidanat de quatre semestres de stages hospitaliers plus un stage de 20 demi-journées en Médecine Générale). Suppression des CES, le choix de la médecine générale apparaît de plus en plus dévalué.

1983 : création du Collège National des Généralistes Enseignants (CNGE) qui regroupe et forme les premiers maîtres de stage et enseignants en Médecine Générale.

1986 : constitution du syndicat MG-France (reconnu représentatif en 1989).

1991 : premières nominations de maîtres de conférences associés de Médecine Générale dans les facultés.

1993 : directive d'harmonisation des études médicales.

1997 : décret instituant le semestre de stage obligatoire « chez le praticien » pour tous les résidents. Toutes les facultés ont désormais leur Département de Médecine Générale (DMG) : les recrutements de maîtres de conférences associés puis professeurs associés vont croissant, les volumes de cours réalisés par des généralistes augmentent, les dispositifs pédagogiques se multiplient.

2002-2004 : proclamation de la spécialité médecine générale : DES en trois ans. L'internat est remplacé par des Épreuves Classantes Nationales.

2006 : création du Syndicat National des Enseignants de Médecine Générale, à partir des cadres du CNGE.

2007 : Premières promotions sorties du DES. Nomination de seize premiers chefs de clinique.

2008 : création par la loi de la filière universitaire de Médecine Générale et d'un corps d'enseignants titulaires de médecine générale.

2009 : loi HPST (Hôpital, Patients, Santé, Territoires) : prévision d'un plan pluriannuel de recrutement de maîtres de conférences et professeurs de médecine générale, définition des soins de premier recours et précision des missions des généralistes. Premières nominations de professeurs titulaires de médecine générale.

2010 : mission et rapport d'E. Hubert sur la médecine de proximité.

4. LA MAQUETTE DU DES DE MÉDECINE GÉNÉRALE :

La formation pratique comporte six semestres dont :
- trois semestres obligatoires dont un au titre de la médecine d'adultes (médecine générale, médecine interne, médecine

polyvalente, gériatrie), un au titre de la pédiatrie et/ou de la gynécologie et un au titre de la médecine d'urgence. Ces stages ont lieu dans des services ou départements hospitaliers agréés pour la médecine générale ;
- un semestre libre dans un service ou département hospitalier agréé ;
- un semestre auprès de praticiens généralistes agréés ;
- un semestre, selon le projet professionnel de l'interne, effectué en dernière année d'internat, soit en médecine générale ambulatoire, sous la forme d'un stage autonome en soins primaires ambulatoires supervisé (SASPAS), soit dans une structure médicale agréée.

La formation théorique comporte 200 heures de cours généraux. Dans l'ensemble du cursus, des temps de formation à la prise en charge psychologique et psychiatrique des patients sont obligatoires. Ils sont réalisés à l'occasion de stages effectués dans les services et structures, y compris ambulatoires.

CHAPITRE 3

CHOISIR UN STAGE

En retard ? Trop tard !

Le premier stage d'interne à choisir : c'est le stress. Je me rends par précaution la veille à l'ARS (Agence Régionale de Santé) pour repérer les postes qui restaient disponibles pour notre promotion, la dernière à passer évidemment étant en premier semestre. J'ai de la chance je suis la deuxième à choisir. La veille du jour J donc, à l'ARS, je croise l'interne qui est la première de ma promotion, juste devant moi, et je lui demande ce qu'elle compte choisir comme stage. Elle me répond : « Les urgences de Cochin. » Zut, moi aussi, et il ne reste qu'un poste. Bon, je vais me rabattre sur autre chose. J'ai passé le reste de la soirée à regarder sur le site des évaluations des stages quel service me plairait le plus et j'hésite encore le lendemain matin.
À 8h30 les trois premiers internes de la promotion sont appelés, dont je fais partie. Nous ne sommes que deux à

nous lever. La major de la promo n'est pas là. Bizarre. La responsable des choix nous demande si on sait si elle va venir ou non. Personne ne sait. On attend 5 minutes puis 10, toujours personne. On me demande alors quel est mon choix. Je ne sais pas quoi dire. Et finalement je me lance : « Les urgences à Cochin. » Oui, c'était mon premier choix ! J'y ai donc commencé mon stage quelques semaines plus tard. Quant à l'interne en question, elle est arrivée 35 minutes en retard, 20 autres internes avaient alors déjà fait leur choix avant elle. Je ne sais pas dans quel stage elle a atterri mais en tout cas, elle a dû être bien dégoûtée...
A.M.

Défaut d'actualisation

Le jour du choix de stage est un jour important et souvent assez stressant ! Parce que ce choix va conditionner les six mois à venir et qu'on n'a pas envie de se planter.
Les internes les plus « vieux », c'est-à-dire les plus avancés dans leur internat, choisissent en premier, et ce choix s'échelonne sur plusieurs jours. Pour nous faciliter la tâche, et parce que c'est bien normal, les postes restant sont théoriquement mis à jour sur internet à la fin de chaque journée de choix afin que les internes du lendemain puissent s'organiser, réfléchir et anticiper. J'ai bien dit « théoriquement ». Parce qu'ils n'ont pu s'empêcher de nous faire une petite blagounette.
La veille de mon choix de stage, 18h, le choix des « aînés » s'achève pour la journée, je regarde sur le site internet dédié : RIEN. Une heure plus tard : RIEN. Je commence à

m'énerver. Je choisis le lendemain à 8h30 et pas moyen de connaître les postes restant ! 20h, 21h, 22h : RIEN.
Le lendemain matin, levée 6h30, direction internet : RIEN. J'enrage. Ils se moquent de nous. C'est donc sans la moindre idée de ce que je vais pouvoir choisir que je pars.
J'arrive sur le site à 8h, je ne suis pas la première, il y a foule même ! Tout le monde a eu la même idée : venir plus tôt pour voir les postes restant ! Alors, oui, ils les ont affichés ces fameux postes restant mais il est 8h15, le choix commence dans 15 minutes, il y a tellement de monde qui se presse devant les panneaux d'affichage que je n'y vois rien ! Merci mais c'est un peu tard !
On leur a reproché bien sûr : pas d'excuse, rien. Juste un « ah bah oui mais ce n'est pas de notre faute, on n'a pas réussi à les mettre sur internet, ça marchait pas ». Naaaan, sans blague ?!
Alors tout ça, c'est stressant et pas très respectueux. Heureusement, ils ont fait des progrès, ça ne s'est jamais reproduit depuis !
L.B.

Rame, rameur, ramez...

Mais quelle galère alors ces choix de stage ! De nos stages d'internat dépendent la qualité de notre formation, notre rythme de vie pendant six mois (le temps de transport, le nombre de gardes, les horaires de travail, l'ambiance du service...), la validation de la maquette. Bref, un choix qui doit être bien mûri, et donc beaucoup de stress en conséquence !

Plusieurs semaines avant le choix des stages, on commence à appeler dans les différents services pour avoir des informations, on étudie les évaluations de stage réalisées par les internes et consultables sur des sites internet... Et on essaie d'avoir notre rang de classement. Et là, impossible ! Comme si tout n'était pas déjà assez compliqué !
Bien sûr, on connaît depuis le début de notre internat notre rang de classement pour les choix de stage. Il est tout simplement fonction de notre classement à l'internat et de notre ancienneté. Le problème vient des internes qui choisissent de prendre une disponibilité, c'est-à-dire de prendre 6 mois, un an, ou plus, sans faire de stage. Ils viennent donc s'ajouter à notre promotion lorsqu'ils reprennent les stages, et modifient donc le classement. Effectivement, s'ils ont pris un an ou plus de disponibilité, leur nouveau rang de classement est calculé selon une formule mathématique.
La voici pour les plus curieux : [(rang de classement discipline d'affectation) x (nb de postes dans la discipline de la promotion de reclassement)] / nb de postes discipline promotion d'origine.
Et tout cela ne facilite pas les choix de stage !
En entrant en 5e semestre, et donc en dernière année d'internat, j'ai voulu à tout prix connaître mon rang de classement qui avait été modifié par les internes plus anciens qui n'avaient pas encore terminé leur internat. J'ai appelé à plusieurs reprises l'ARS. On m'a brinquebalée d'interlocuteur en interlocuteur (lorsque le téléphone ne sonnait pas dans le vide !), pour finalement me dire que je connaîtrai mon rang de classement le jour du choix de stage, ou bien en me rendant directement sur le site des choix de stage (donc à une heure de transport de chez moi) !

Quand on sait le stress de chacun au moment des choix de stage, je suis effarée que l'administration ne puisse pas simplifier un peu la procédure en publiant notre rang de classement. Il ne me semble pas que cette requête soit impossible (ils ont toutes les données, il suffit juste de créer une page internet, ou au moins d'avoir l'amabilité de nous répondre au téléphone !).
Bref, j'ai donc appris le jour des choix de stage que j'avais « perdu » plus de quarante places. Ce n'est pas négligeable et j'aurais préféré le savoir avant le jour J... Merci l'ARS !
B.T.

Transplantez-moi ailleurs !!

Je m'en doutais. Je suis arrivée très mal classée à l'internat. J'ai pris médecine générale. J'ai choisi mon premier stage dans les derniers. Il me restait le service de transplantation hépatique...
A.B.

Merci !

La plupart des internes au moment de leur choix de stage ne connaissent pas le service où ils vont être affectés. Comment choisir tel ou tel stage ? Il y a quelques années, un interne de médecine générale a mis en place un site internet, fait par les internes, pour les internes.
Ce site, via le SNJMG (Syndicat National des Jeunes Médecins Généralistes) regroupe tous les services et chaque interne

est invité à faire une évaluation du service dans lequel il est passé. Toutes ces évaluations sont synthétisées, en fonction de plusieurs critères comme : les horaires, la qualité de l'accueil dans le service, l'accompagnement et l'enseignement par les chefs, le nombre de gardes… associés à des commentaires libres.

Ce site est anonyme et est restreint par un code personnel donné à chaque interne qui le demande. Les chefs de service n'y ont normalement pas accès, ce qui permet à chacun de s'exprimer en toute liberté par rapport à son stage. Les évaluations peuvent être hallucinantes ! Pendant trois ans, j'ai fait, avec d'autres, la synthèse de ces évaluations. Parfois, c'est à faire peur. On ne se rend pas compte à quel point certains stages peuvent être difficiles, ni des difficultés affrontées par les internes. Ces évaluations permettent aussi aux syndicats de faire remonter ces informations pour essayer d'améliorer les stages à problèmes. Il est vrai en contrepartie que ces évaluations sur internet peuvent ne pas suffire pour avoir une idée vraiment globale des stages. Elles sont tellement internes-dépendantes ! Alors, avant chaque stage, il faut appeler dans le service qui nous intéresse, pour parler aux internes qui s'y trouvent à ce moment-là et avoir des informations pratiques en direct.
A.M.

QUELQUES INFORMATIONS, EN BREF

Les internes sont omniprésents, que ce soit dans les hôpitaux ou dans les cabinets de ville. À juste titre, on entend souvent : « Ah ben moi, je n'ai vu que l'interne ! », ou encore : « C'est toujours un interne qui s'occupe de moi, à chaque fois que j'y vais. »

En réalité, les services doivent avoir un agrément de stage pour accueillir des internes et les former à la spécialité de médecine générale. Et tous les services ne l'obtiennent pas. Quelles sont les étapes préalables à l'accueil des internes ? Les paragraphes ci-dessous expliquent les démarches à suivre pour obtenir cette autorisation.

1. LES AGRÉMENTS DE STAGE :

Afin d'obtenir un agrément de stage les services doivent se présenter à plusieurs commissions.

La commission des stages

Dans un premier temps, un dossier de candidature doit être réalisé par le chef de service. Le dossier est alors examiné, sous la responsabilité de la coordination du DES, lors d'une commission des stages. Son but est de déterminer quels services ont le droit d'accueillir des internes, et dans quelle spécialité. La commission doit veiller à ce que le stage réponde à un certain nombre de critères pédagogiques et d'objectifs de formation demandés dans la spécialité concernée. La commission veille également à ce que l'encadrement de l'interne et les moyens mis à sa disposition permettent d'atteindre ces objectifs.

Pour évaluer cette qualité pédagogique, la commission dispose de deux éléments. Le premier est le projet pédagogique rédigé par le chef de service. Le second est un compte rendu de visite dans le service demandant l'agrément, qui doit être rédigé conjointement par le coordonnateur et les représentants des internes ayant participé à la visite.

La commission d'agrément
La demande d'agrément se fait auprès de l'Agence Régionale de Santé (ARS) et auprès du coordonnateur de la spécialité concernée. Elle doit s'accompagner d'un projet pédagogique détaillé sur les missions de l'interne, l'encadrement, les enseignements du service, les moyens matériels mis à la disposition de l'interne. Le service doit également obtenir un financement pour le nombre d'internes souhaités auprès de l'ARS. Cette demande se fait en accord avec la direction de l'hôpital et le coordonnateur. Les nouveaux postes ouverts doivent être communiqués aux internes. Le service doit tenir compte des remarques des internes pour améliorer la qualité pédagogique du stage et ainsi donner envie à d'autres internes de venir dans le service.
La commission d'agrément accorde en fonction de ces éléments un agrément pour cinq ans, ou un agrément provisoire d'un an (elle peut aussi refuser l'agrément).

Les critères d'agrément associent :
- le respect de la maquette du DES de médecine générale ;
- l'acceptation de l'évaluation du stage par les internes ;
- l'existence d'un projet pédagogique ;
- l'existence d'incitation à l'élaboration de traces objectives d'acquisition des compétences et l'évaluation de ces traces par le maître de stage ;
- l'organisation du service respecte les deux demi-journées par semaine pour le travail facultatif.

La commission de répartition

Avoir obtenu l'agrément ne signifie pas que le service peut automatiquement recevoir des internes. L'attribution ou la fermeture de postes d'internes se décide lors de la commission de répartition, qui se tient quelques mois avant le début de chaque semestre, soit deux fois par an. Son but est de s'assurer de la présence en nombre suffisant de terrains de stage pour tous les internes de la filière.

Elle doit aussi tenir compte des capacités d'accueil du stage et de la charge de travail en fonction du nombre d'internes (ne pas mettre par exemple six internes de chirurgie dans un service ne disposant que d'un seul bloc opératoire).

2. LES REPRÉSENTANTS D'INTERNES :

Des représentants des internes sont présents à chacune de ces commissions. Ils ont pour mission d'argumenter la qualité de la formation dans chacun des terrains de stage et de défendre les intérêts des internes (nombre de postes nécessaires, stages formateurs, postes à fermer, problèmes rencontrés par les internes au cours de leurs stages…). Leur rôle est de transmettre les informations entre les coordonnateurs des départements d'un côté et les internes de l'autre. L'idée est aussi d'éviter des aberrations comme l'ouverture de postes d'internes dans des services d'hyperspécialisation (vous voyez un futur généraliste se former dans un service de chirurgie cardiaque pédiatrique ?) ou dans des services ne disposant pas de médecins pour les encadrer, au motif que ces services sont situés en zone sinistrée au plan de la démographie médicale et que des jeunes qui y ont travaillé comme interne pourraient avoir envie de s'y installer.

Une autre mission des représentants des internes est de garantir un taux d'adéquation suffisant, c'est-à-dire un nombre de postes supérieur au nombre d'internes, pour que le dernier de la promotion puisse avoir un choix suffisant. Régulièrement l'ARS affirme qu'« il n'est pas nécessaire d'ouvrir des postes ce semestre ». Mais en réalité, tout est une question de budget... Et c'est là le gros problème !

Pour avoir des arguments solides à opposer aux autres membres de la commission, il est indispensable de disposer d'informations fiables sur les stages. C'est là que chaque interne joue un rôle crucial. Un syndicat a par exemple mis en place il y a plusieurs années un site internet où les internes peuvent évaluer leurs stages de façon anonyme et avoir accès aux évaluations des autres internes. Ce site permet d'aider les internes dans leur choix de stage, mais aussi de faire remonter les informations en cas de problèmes.

L'arrêté du 4 février 2011 rend obligatoire l'évaluation des stages par les internes sur le site du DMG. Le non remplissage de la grille d'évaluation par l'interne peut être un motif d'invalidation de stage.

3. LES CHOIX DE STAGE : EXEMPLE DE LA MÉDECINE GÉNÉRALE EN ÎLE-DE-FRANCE :

L'arrêté ministériel du 13 juillet 2011 informe que 3 170 internes en médecine générale sont à former en Île-de-France pour la période de 2011 à 2015 et 20 623 dans toute la France et DOM-TOM.

Le choix des postes s'effectue sous la responsabilité du directeur de l'ARS qui affecte les internes. Avant chaque début de semestre, les internes doivent se rendre à l'ARS pour décider de leur prochain stage. La liste des postes offerts au choix est arrêtée chaque semestre, en fonction du nombre d'étudiants attendus ; cette liste couvre les huit départements de la région Ile-de-France. Pendant toute la durée du choix, cette liste est mise en ligne sur internet et en théorie actualisée régulièrement en fonction des postes choisis. Ceci permet aux internes de savoir en temps réel combien de postes il reste dans chaque service de chaque hôpital pour orienter leur choix.

Pendant tout leur cursus les internes choisissent par ancienneté effective de fonctions, c'est-à-dire selon le nombre de semestres validés, puis selon leur classement obtenu à l'ECN et ceci tout au long de l'internat. Enfin, les internes ont également la possibilité de réaliser des stages en dehors de leur subdivision, à l'étranger et dans les DOM-TOM. Pour ce faire, ils doivent monter un dossier spécifique et obtenir l'accord du directeur du centre hospitalier universitaire d'origine, du chef du service d'accueil, des coordonnateurs inter-régionaux du diplôme d'études spécialisées d'origine.

4. LA VALIDATION DES STAGES :

À l'issue de chaque stage, le chef de service remplit le carnet de validation de stage obtenu par l'interne lors de son inscription à l'entrée en troisième cycle des études. Le chef de service renseigne une grille d'évaluation et donne son avis sur le stage effectué par l'interne. Par la suite, il transmet au coordonnateur la copie de la grille d'évaluation et de sa décision d'accorder ou non la validation du stage.

CHAPITRE 4

LA FACULTÉ - EXEMPLE DE LA FACULTÉ PARIS V

On prend les mêmes, et on recommence

Quand j'ai débarqué à Paris après mes sept années d'externat en province, j'étais totalement paumée. Je ne connaissais personne, du moins qui soit en médecine, je n'avais aucune idée du nombre de facultés, de leurs différences et laquelle choisir. Sur les forums et via le bouche à oreille, on entend que la fac de Paris V est la meilleure. La meilleure en quoi et pourquoi ? Ça, on ne sait pas. J'ai regardé un peu les programmes du DES de médecine générale sur les différents sites des facs et celui de Paris V avait l'air plutôt bien, intéressant et adapté à une formation de médecin généraliste, et puis, ce n'était vraiment pas loin de chez moi, alors je m'y suis inscrite.
L'administration française, c'est magique. Quelle désillusion quand je me suis rendu compte que rien n'allait changer pour les trois années à venir, que oui on est interne

mais encore étudiant, que les inscriptions sont de plus en plus chères, que pour la huitième année consécutive (et pas la dernière d'ailleurs), on vous demande de remplir des formulaires papiers avec l'année d'obtention de votre bac, votre mention, votre niveau de sport, et la profession de vos parents (entre autres renseignements tellement utiles et qui surtout changent d'une année sur l'autre bien sûr...). Tous les ans au mois d'octobre ce sont les mêmes renseignements demandés – après avoir fait la queue à un premier bureau ouvert de 9h30 à 12h et de 14h à 15h (très pratique surtout quand on est en visite dans le service à l'autre bout du département), et faut pas croire, si vous arrivez à 11h55 c'est déjà plus possible ! Les sauvegardes d'une année sur l'autre n'existent apparemment pas...

Une fois la grande épreuve de l'inscription passée et réussie, on apprend le réel programme et conditions de validation de ce DES. Les cours, il faut en valider 200 heures sur trois ans. Ça paraît peu mais ce n'est pas si facile que ça à caser entre les gardes, l'hôpital et la vie privée. Les lendemains de garde sont assez adaptés en fait, on n'a pas dormi de la nuit, on comate alors en cours le lendemain. En même temps, pour l'intérêt des cours franchement... Quelle déception. On a l'impression de revenir en 3e année de premier cycle tant cela ne correspond pas à la réalité. Si vous avez 15 minutes de retard, limite on vous demande un mot d'excuse et un mot de vos parents. Les profs sont des médecins généralistes débordés, suspendus à leurs téléphones avec leurs patients ou leurs internes qui ont besoin d'aide, en train de les remplacer à leur cabinet. Les présentations sont pratiquement les mêmes depuis cinq ans, jamais actualisées, et leur motivation est telle qu'elle ne risque pas d'être contagieuse. Bref, il faut le faire alors on y va mais quelle perte de temps... sans parler des autres contraintes facultaires.

Depuis que la médecine générale est montée au rang des spécialités comme les autres (enfin presque...), les administrateurs du système se sont dit qu'il fallait pour former ces médecins généralistes nouvelle génération un peu plus de rigueur qui parfois s'est couplée à plus de rigidité (*malheureusement*).

Alors ont été inventés les RSCA (Récit de Situation Complexe et Authentique), les traces d'apprentissage et le tutorat... Quelle c...! Pour chaque interne un tuteur, et dans l'autre sens, pour chaque tuteur 6 à 10 internes à superviser. Ce tuteur qui est censé être votre référent, pilier, en cas de souci, de doute, de difficulté, quels qu'ils soient, rencontrés au cours de l'internat, devient une adresse mail à harceler si on veut une réponse avant de nous sanctionner injustement sans savoir ni qui nous sommes ni le travail que nous avons pu produire, ou le chemin parcouru jusque-là.

Bon c'est sûr, ils ne sont pas tous comme ça mais dans l'ensemble ce n'est pas la joie ! Cela ne donne pas trop envie de s'investir dans son DES, du moins, dans sa formation théorique universitaire. À cela, on nous répond, que tout ce qui a été mis en place c'est dans notre intérêt, qu'on a de la chance d'avoir une formation plus complète, à laquelle les universitaires s'intéressent et que c'est nous, les internes qui ne sommes pas motivés : faut savoir ce que vous voulez ! Vous voulez être de bons généralistes ou pas ?

Mais dans quel autre DES on emmerde autant les internes avec toutes ces contraintes scolaires qui au final ne nous servent que si peu à part à passer des heures sur internet à chercher des travaux d'autres internes pour faire des copier-coller et à nous dégoûter de faire ce DES de médecine générale ? Honnêtement, nos travaux, les tuteurs ne les lisent pas, ou alors vite fait. Ils insistent sur des détails qui ne leur conviennent pas dans la forme jusqu'à la prise de tête totale pour des broutilles... Honnêtement, les groupes organisés où chacun présente son travail nous réjouissent plus pour l'idée de partager un café entre nous et de casser du sucre sur le dos de ce système trop scolaire.

Alors oui, il y a quand même des choses positives dans tout ça. On rencontre les autres internes, on partage nos difficultés, nos vécus, nos ressentis de l'hôpital, des gardes, des histoires de patients... Et on aime se retrouver en groupes pour échanger sur nos pratiques. On parle plus du pratique que du théorique et ça oui, c'est intéressant mais tellement maigre à côté du stress induit par le reste !

Autre gros problème : la difficulté à mener en parallèle d'autres formations, d'acquérir d'autres diplômes. Le fait d'être en troisième cycle permet de s'inscrire à d'autres formations comme le DESC d'urgences que je citerai en premier car c'est le gros point noir des enseignants des départements de médecine générale, puis tous les autres DU (Diplômes Universitaires). Leur ultime crainte : que les internes en médecine générale la délaissent pour se tourner vers d'autres pratiques.

Le risque est vraiment présent effectivement car beaucoup d'entre nous, sont dégoûtés, lassés, par la tournure contraignante, autoritaire et scolaire qu'a pris leur internat, et ont envie d'aller voir ailleurs. D'autres pourtant, aiment la médecine générale mais la conçoivent d'une façon différente, et ont envie de compléter et diversifier leur forma-

tion. C'est sans compter sur la faculté. Les bâtons dans les roues pour accéder à ces formations parallèles sont trop fréquents et à l'origine d'immenses déceptions, ce qui ne fait qu'amplifier le mal-être de ces internes.
A.M.

RSC... quoi ??

Ça y est, le moment tant attendu est arrivé, je débute mon internat à Paris. Mon objectif : devenir médecin généraliste, compétent de préférence. J'appréhende à peine...
Pour cela, le mode d'emploi, en ce qui concerne la pratique, est simple : faire six stages de six mois dont quatre obligatoires (1 en médecine polyvalente adulte, 1 aux urgences, 1 en pédiatrie ou gynécologie et 1 en médecine ambulatoire) et deux stages libres. Jusque-là tout va bien, je suis.
Ça se complique en ce qui concerne la théorie. Début novembre 2009, je me rends à ma première réunion à la fac. On nous explique que pour valider le DES de médecine générale, il faut entre autres écrire six RSCA, soit un à chaque semestre. Devant nos airs sceptiques, on nous éclaire : il s'agit d'un Récit de Situation Complexe et Authentique. Plus précisément, lors de chaque semestre, on doit faire le récit de l'histoire d'un patient pris en charge en stage (donc le plus souvent à l'hôpital), en dégager les problèmes rencontrés, et réfléchir à leur résolution en se plaçant du point de vue de la médecine générale. Les RSCA ne doivent pas avoir qu'une dimension médicale, mais également une dimension psychologique et sociale. Enfin, il

doit évidemment en ressortir une réflexion approfondie. Personnellement je reste sceptique, d'autant plus que depuis ce jour, j'ai dû avoir autant de définition de ce que doit être un bon RSCA que de prof à la fac...

Heureusement, on nous rassure, puisque chaque interne se voit désigner un tuteur référent, disponible pour l'aider, l'orienter et corriger ses RSCA tout au long de son cursus. Ouf !

C'était en novembre 2009. Deux ans plus tard, j'ai eu le temps de perdre mes illusions. Je n'ai vu mon tuteur en tout et pour tout qu'une seule fois en décembre 2009, où nous avons eu une longue conversation d'environ 15 minutes. Depuis, je lui envoie régulièrement mes RSCA par mail. Je n'ai eu de réponse que pour le premier malgré mes relances. C'est pourquoi, fidèle à l'adage « qui ne dit mot, consent », en l'absence de réponse de sa part, je considère désormais mes RSCA comme validés.

Il me reste, à ce jour, moins d'un an avant la fin de mon internat et je n'ai aucun retour sur le travail théorique fournit. Il ne me reste plus qu'à espérer que celui-ci sera suffisant pour valider mon DES.

Au final, si ma motivation reste intacte en stage, celle-ci a complètement disparu en ce qui concerne les activités liées à la fac. Comble de l'ironie, une nouvelle règle vient de sortir, il faudra à présent pour valider son stage pratique, avoir terminé le RSCA correspondant. Il y a d'ores et déjà plusieurs internes qui vont devoir refaire un stage complet et donc rallonger leur cursus de six mois, pour n'avoir pas rendu à temps leur RSCA.

Soupir...

M.L.

Appel au secours, lettre à un syndicat

Madame, Monsieur,
Je suis interne en 3e année d'internat du DES de médecine générale et j'entame mon 5e semestre avec le stage chez le praticien de niveau 1.
Je vous envoie ce mail devant un problème vis-à-vis du département de médecine générale de ma faculté.
Je souhaite m'inscrire en DESC de nutrition cette année, qui est je le rappelle ma dernière année d'internat. Le DESC de nutrition comporte deux semestres pendant l'internat et deux en post-internat.
Croyant bien faire, je me suis débrouillé dès le départ pour faire ma maquette de DES de médecine générale. Mon premier stage en « médecine-adultes », mon deuxième en pédiatrie, mon troisième aux urgences en CHU.
Et pour mon 4e stage, j'ai été interne en diabétologie-nutrition, afin de valider un stage validant la nutrition avant la fin de mon 4e semestre. Du fait que ma faculté ne propose pas suffisamment de places de stage chez le praticien, je me retrouve à faire mon stage chez le praticien en 5e semestre.
J'ai donc vu le coordinateur du DESC de nutrition, en entretien. Celui-ci m'a donné son accord avec une attestation signée pour que je puisse m'inscrire en DESC de nutrition cette année, en me précisant de demander l'accord du département du DES de médecine générale de ma faculté. Mais le problème est que le responsable du DES de ma faculté a donné un avis défavorable à mon inscription en DESC en m'informant (par mail) que je n'avais pas encore validé mon stage chez le praticien de niveau 1, et que cela

était le règlement pour s'inscrire en DESC pour tous DES de médecine générale d'Île-de-France.

Ma déception est très grande, d'autant que je souhaitais lui en parler personnellement pour lui expliquer mon cas.

Je fais appel à vous pour savoir si le règlement exige vraiment de devoir finir sa maquette avant de s'inscrire en DESC. Si cela est valable pour ma promotion ou s'il a lieu de constater une interprétation abusive.

Je n'ai pas souhaité m'inscrire en DESC pour l'instant pour éviter les conflits. Je fais appel à vous car je me retrouve dos au mur, et surtout je ressens un sentiment d'injustice, d'autant que je connais des internes qui ne sont pas en Île-de-France et qui ont eu la possibilité de s'inscrire en DESC dès leur 2e année d'internat de médecine générale. Pourquoi un traitement différent pour les internes franciliens ? Est-ce que je pourrai m'inscrire en DESC avec l'accord du coordinateur de nutrition malgré un avis défavorable du département de médecine générale ? Quel serait le risque ?

Si je ne peux m'inscrire en DESC cette année, cela me ferait perdre une année supplémentaire en post-internat pour ma formation, ce qui est dommage, d'autant que je souhaite faire les deux activités : médecine générale (et ce, avant tout, à moyen et long terme), et nutritionniste.

Je vous remercie pour votre aide et vos conseils, qui me seront très précieux.

Je vous prie d'agréer mes salutations les meilleures.

X.T.

Maintenant on fait quoi ?

C'était pour mon dernier semestre. On rêvait depuis longtemps de partir vivre quelque temps à l'étranger avec mon mari. Je me suis longuement renseignée et la fac a fini par me dire que oui, c'était possible de faire un stage à l'étranger.
Ravie, j'ai cherché, cherché, cherché... puis trouvé. Un stage en médecine interne à San Francisco dans un hôpital public du centre-ville. J'ai monté mon dossier (des tonnes de papiers, formulaires, autorisations d'ici, de là-bas...) et mon mari a cherché du travail de son côté. Il a déniché un job pas terrible pas loin de San Francisco mais ça ferait l'affaire pour commencer et m'accompagner !
Deux mois avant notre départ, je reçois un mail du coordonnateur du département de médecine générale de ma fac qui me dit qu'en fait non, je ne peux pas partir faire mon stage aux USA.
Comment ? Pourquoi ?
Parce que le département de médecine générale n'est pas d'accord, que le stage ne rentre pas dans ma maquette de formation et que c'est comme ça.
J'ai fait appel plusieurs fois, avec l'appui des syndicats d'interne, des médecins de San Francisco qui avaient validé mon dossier, j'ai essayé plusieurs fois d'expliquer et de montrer les courriers de ma propre faculté qui autorisait ce stage mais en vain... Je devais rester en France et faire mon dernier semestre ici sous peine de ne pas être validée... Le préavis de départ de notre appartement était déjà envoyé, mon mari avait démissionné de sa boîte parisienne et s'était engagé pour bosser là-bas... On fait quoi maintenant ?
H.D.

Au coin avec un bonnet d'âne !

La faculté est comme une grande dame qui nous forme, nous conseille, fait de nous des apprentis docteurs, mais il faut bien le dire aussi, qui nous embête. Une fois internes, on pense en avoir fini avec elle. On pense qu'elle va nous laisser tranquilles et qu'enfin on bossera pour nous et seulement pour nous. Quelle méprise ! Des cours, parfois obligatoires, où il faut impérativement justifier de son absence sous peine d'avoir de gros pépins. « Obligatoire », c'est bien ce mot qui nous embête. Comme si à 25 ans, on pouvait encore supporter ce mot. Comme si, avec quasiment vingt années d'études derrière nous, on pouvait apprécier d'être surveillés comme des adolescents de 14 ans. Lorsqu'on choisit médecine, on sait qu'on en prend pour 10 ans, mais tout de même. La faculté est rigide et c'est bien là le problème. Notre cursus doit être tracé et filer droit. Tout acte qui s'éloignerait de cet impératif est quasi criminel. Alors hors de question de manquer les cours obligatoires, sous peine de ne pas être « validé », en somme de ne pas pouvoir être docteur. Rien que ça ! Par ailleurs, mission presque impossible de réaliser des formations complémentaires dans des domaines qui nous intéressent, si cela entrave, ne serait-ce que d'un iota, notre cursus à la faculté. Bon nombre sont les internes qui se sont fait refuser une formation sous prétexte qu'ils allaient manquer quelques cours « obligatoires ». Alors oui ça nous agace.
Je me souviens de l'unique cours que j'ai manqué. J'ai reçu le soir même un mail de la faculté me demandant de justifier mon absence et de, bien sûr, rattraper ce cours manqué. Jusque-là, on peut comprendre. Mais là où cela

devient délirant, c'est qu'il faudra rédiger un rapport de la séance rattrapée, que je devrai soumettre au grand chef de la faculté, à mon tuteur et au professeur du cours auquel j'assisterai ! Comme c'est complexe... Trouvez-vous ça normal que pour un cours de 4 heures manqué, nous devions nous taper au moins 3 heures de travail de rédaction à la maison, comme pour nous « punir » d'avoir été absent ! Nous avons déjà beaucoup de travail personnel en dehors de l'hôpital, entre la thèse et les traces d'apprentissage, et n'avons pas forcément le temps pour ces travaux sans grand intérêt pédagogique. Cela sonne comme une sanction. Et tout le monde s'exécute docilement, sous peine de ne pas être validé. Toujours le même speech. Ceci n'est qu'un exemple parmi d'autres.
On comprend donc bien comment ce système, bien trop scolaire pour de grands enfants de 25 ans et plus, est source de nombreux conflits ou plutôt d'incompréhensions entre étudiants et enseignants.
L.B.

Tous sur le même bateau

Depuis maintenant neuf ans, les mois de septembre et octobre riment avec inscription à la fac. C'est toujours la même faculté, toujours au même endroit, toujours le même dossier à remplir, avec les mêmes informations demandées. Et avant tout, celles concernant le baccalauréat : son année d'obtention, son lycée, sa spécialité, et en précisant bien évidemment, car c'est très important, la mention obtenue !

En remplissant ce dossier, je reste perplexe quant à l'intérêt de telles informations au bout de la 9e année de médecine... Les mystères de la bureaucratie française probablement !
Bref, une fois les formulaires remplis, les droits d'inscription réglés (je mange généralement beaucoup de pâtes ce mois-là, allez savoir pourquoi !), la carte étudiante en poche, je peux retrouver, avec un ennui toujours plus croissant au fil des années, les mêmes bancs.
Effectivement, en parallèle de nos longues journées à l'hôpital, il faut réussir à valider durant les trois années d'internat de médecine générale, 200 heures d'enseignement. Mission impossible ? Pas loin... Parce qu'il n'est pas toujours facile de s'absenter un après-midi de son service. Parce que les cours ne sont pas toujours compatibles avec la pratique courante. Ou peut-être seulement parce qu'au bout de neuf ans d'études, on est saturé de ces cours magistraux, à se creuser des escarres sur les durs bancs de bois.
Bref, toutes les occasions sont à prendre pour effectuer notre quota d'heures. Un après-midi enfermé dans un amphi à remplir les grilles de sudoku ou flâner sur facebook, un congrès de médecine générale à Nice, une matinée à se retrouver avec une dizaine d'autres internes pour parler de situations difficiles rencontrées lors de notre internat (les fameux groupes Balint).
Notre plus grand réconfort à tous ? La pause clope-café. On se retrouve et on se raconte nos histoires d'interne : des plus loufoques aux plus dramatiques. On rit et on pleure. Et on se rassure par la même occasion en réalisant que l'on navigue tous sur la même galère...
B.T.

Heureusement qu'il y a les autres

Durant mon stage de niveau 1 chez le praticien, les jeudis matins étaient dédiés aux cours à la faculté. Ces cours sont organisés par des médecins généralistes qui, en plus de leur activité professionnelle au sein de leur cabinet où ils ont l'habitude d'accueillir des internes en stage, ont une activité d'enseignant à la faculté.
Plusieurs types de cours avaient alors lieu, par groupe d'une dizaine d'internes, encadrés par un médecin.
- Les cours thématiques concernant quelques points essentiels à maîtriser en médecine générale. Par exemple, la prise en charge du diabète, de l'hypertension artérielle, la contraception, la ménopause, l'asthme, l'adolescent, etc. La première séance de préparation avait pour but d'aborder les questions que chacun pouvait se poser. La seconde séance de présentation, quelques semaines plus tard, consistait à faire un résumé sur power point des réponses retrouvées dans la littérature. La tâche était confiée successivement aux internes du groupe. Gare à ceux qui ne réalisaient pas assez de présentation durant le stage. Ils se voyaient alors menacés de non-validation de stage ou de cours supplémentaires à valider !
- Les GEP (Groupes d'Échange de Pratique) où nous discutions ensemble de consultations qui nous avaient posé problème sur le plan médical. On partageait alors nos expériences et essayait de définir des conduites à tenir pratiques devant certaines situations cliniques plus ou moins courantes. C'était aux internes de décider des sujets abordés, ce qui nous laissait une certaine liberté bien appréciable.
- Les groupes Balint. Pour résumer, les groupes Balint sont apparus en France dans les années soixante et s'inspirent

de travaux réalisés par le psychanalyste hongrois Michael Balint. Ils ont pour but de réunir régulièrement un petit groupe de soignants (médecins ou autres soignants) pour discuter autour de consultations réellement vécues et qui ont pu poser des problèmes sur le plan relationnel. Après la présentation du cas par un des médecins du groupe, les autres participants interviennent alors par association d'idées et partage d'expériences dans un climat de confiance et de respect. L'objectif est de faire surgir l'inconscient qui sommeille en nous afin de mieux comprendre ce qui a rendu la consultation difficile (problèmes d'identification, de transfert et de contre-transfert, projections, du médecin comme du patient). L'objectif est de pouvoir apporter des éléments de réponse afin de dénouer la situation présente et de mieux pouvoir la gérer lorsqu'elle se présentera une nouvelle fois. Personnellement, j'ai toujours eu des difficultés à adhérer à ces groupes Balint. Probablement parce que je ne me sentais pas en confiance dans un groupe d'étudiants constitué aléatoirement par la faculté et dirigé par un enseignant, ancien psychanalyste à la retraite, un peu sourd, un peu fatigué et très souvent « hors-jeu » !
Contrairement au stage hospitalier où on est entouré d'une équipe médicale et paramédicale, on peut parfois se sentir un peu isolé en cabinet lors de notre stage chez le praticien. Ces jeudis matins étaient donc pour moi l'occasion de retrouver d'autres internes, de partager nos expériences du quotidien et de nous offrir un petit moment de détente au milieu de la semaine. Bref, des instants bien agréables même si la motivation des présentations à réaliser n'était pas toujours au rendez-vous !
B.T.

Gné !

Avant de prendre mon premier poste d'interne, on m'a demandé de fournir un certificat médical attestant de mes vaccinations à jour et de mes bonnes aptitudes physique et mentale, compatibles avec des fonctions hospitalières. Jusque-là tout va bien. Là où ça se complique, c'est qu'en bas du fameux certificat on lit : « Le certificat doit être établi par un médecin hospitalier, Praticien Hospitalier, Chef de Clinique Assistant, Assistant des Hôpitaux ou Attaché » signature et tampon…
Donc mon médecin généraliste, je ne peux pas lui demander ? Ben non, la fac est catégorique, il faut que ça soit un médecin hospitalier et en plus on me dit que ça ne peut pas être un des médecins du service où je suis affectée… Vous comprenez, sinon ça peut être un certificat de complaisance !
Ce que je comprends surtout, c'est que je viens de changer de ville et que des médecins hospitaliers je n'en connais pas. Je tente ma chance aux urgences à côté de chez moi, évidemment je me fais envoyer balader, faut dire qu'ils ont largement autres choses à gérer que ce fichu certificat.
Je démarre donc mon stage et décide de demander dans un des autres services de l'hôpital. Je vais à l'étage au-dessus, c'est la gastro. Je trouve un PH et lui demande si elle peut me remplir mon certificat. Elle me regarde fixement et me demande : « Qu'est-ce qui me dit que t'as les aptitudes mentales pour remplir les fonctions hospitalières ? » Heu… Je vous le jure ?
Heureusement, elle me l'a signé. Pas d'autres questions, pas d'examen, mon certificat a été signé dans le couloir

d'un service que je ne connaissais pas, par quelqu'un que je n'avais jamais vu de ma vie... Ce certificat ne valait rien et c'est pourtant lui qui a fait foi. Il aurait eu largement plus de valeur s'il avait pu être signé par mon médecin traitant, mais apparemment, il ne remplit pas les conditions d'aptitude physique et mentale pour le faire...
M.L.

Comment qu'on fait ?

Pour valider mon DES, je dois passer devant un jury. Il paraît qu'il faut leur présenter un power point. Je ne sais pas ce qu'il faut leur raconter dans ce power point, mais je dois en faire un... Il paraît qu'il y a une session de validation en novembre, mais cette session serait complète. Il paraît qu'il faut attendre la prochaine session en mai, mais peut-être qu'il y en aura une en janvier. Il paraît qu'on recevra un mail pour tout nous expliquer. Il paraît que ma fac est organisée...
M.L.

Impossible, j'y crois pas !

Dans ma fac, il faut croire qu'ils sont débiles. Ils font tout, mais alors tout pour vous dégoûter de faire de la médecine générale. Je pense à cette fois, où après six mois de stage éreintants en pédiatrie, à faire une garde tous les 5 à 6 jours, deux week-ends sur trois en plus des journées pleines dans le service jusqu'à 20h, j'ai dit : « Ouf, ça y est ! J'ai validé la pédiatrie. » Deux semaines plus tard, mon

tuteur m'envoie un mail en me disant que mon stage n'était pas validé car je n'avais pas rendu mon RSCA à temps. Je n'ai pas compris. Oui, je suis en retard sur mes RSCA (où puis-je trouver le temps de les faire ?), mais ils ne vont pas m'invalider mon stage en pédiatrie pour ça ? Et ben si... Je vais devoir le refaire entièrement.
O.P.

Allo tuteur ? Non il n'y a personne.

Mon tuteur, je ne le connais pas, il ne me connaît pas. Nous étions censés nous rencontrer deux fois par an minimum, je ne l'ai toujours pas vu en trois ans. J'ai essayé, quelques mails, quelques messages à son secrétariat, puis j'ai laissé tomber. Il paraît qu'il est overbooké, super occupé... Peut-être oui... Il doit avoir neuf tutorés à gérer, en plus de ses deux internes en stage, son externe, ses cours à donner à la fac, ses quatre thésards à accompagner et ses patients à voir... Les pauvres *(les patients)*...
Moi du coup, j'ai fait mes RSCA et autres traces d'apprentissage à la con pour remplir mon portfolio au fur et à mesure de mes stages, de mon côté. Dans quatre mois, je termine mon internat. Je suis censée rendre ce portfolio, une fois validé par mon tuteur, sinon je risque de ne pas avoir mon DES. Mais comment faire ? Il ne répond pas !
Est-ce que ça va faire comme cette interne, qui n'avait pas validé son portfolio à temps et qui a dû se réinscrire pour un an à la faculté afin de soutenir son DES l'année scolaire suivante ?
C.S.

Finalement, non merci…

Chef de clinique en médecine générale ? Oui pourquoi pas ? Un boulot à plein-temps, entre les patients à voir au cabinet ou en remplacement, les cours à donner aux internes, les thésards à aider et la recherche à développer au sein du département de médecine générale ? Oui pourquoi pas ?
Début d'internat : novembre 2009
Fin d'internat, thèse en poche, DES validé : novembre 2012
Trois ans. Trois ans de boulot intensif, de course contre la montre, de conflits avec la faculté pour pouvoir faire des formations en parallèle, pour leur faire valider mon portfolio, pour qu'ils acceptent mon sujet de thèse et j'en passe. Trois ans où on m'a mis des bâtons dans les roues, où toute réclamation ou entorse à leurs règles est réprimée, sanctionnée, où l'on espère être écouté mais où l'on est que méprisé.
Trois ans pour comprendre que le département, comme ils l'appellent, est un nid de vipères, où sourire rime avec hypocrisie permanente, où tout n'est que conflit d'intérêts et où on se soucie de tout sauf des internes, de leur bien-être et de la réelle qualité de leur formation.
Alors oui, ce serait bien que les internes aient des « gens bien » en face d'eux. Ça changerait, ça les aiderait. Le problème c'est que « ces gens bien », ils fuient à grande enjambées ce « département » une fois leur DES validé et leur liberté retrouvée.
A.M.

QUELQUES INFORMATIONS, EN BREF

Après avoir choisi la spécialité de médecine générale, les futurs jeunes internes doivent s'inscrire dans une faculté afin d'y recevoir leur formation théorique, obligatoire pour obtenir la validation de leur diplôme.

Ce chapitre décrit les démarches à suivre (principalement administratives) afin de s'inscrire dans une faculté ainsi que, sur l'exemple de la faculté parisienne - Paris Descartes (alias Paris V), les modalités de l'enseignement pour la médecine générale et de la validation du DES.

Il existe 36 facultés de Médecine en France, régies par des décrets précis, portant sur l'organisation du troisième cycle de médecine générale. Tout en respectant les règles générales, chaque faculté est libre des modalités d'organisation des enseignements et des règles de leur validation.

Dans chaque inter-région, le DES de médecine générale est placé sous la responsabilité d'un enseignant chargé de coordonner les enseignements théoriques et pratiques. Cet enseignant-coordonnateur est assisté soit par un département de médecine générale (DMG), créé par l'université, soit par une commission de coordination et d'évaluation du DES de médecine générale. Il est élu pour trois ans.

Chaque interne doit faire annuellement une inscription auprès de l'université dont relève sa formation et ce, tant qu'il n'a pas validé son DES ou n'est pas thésé.

L'EXEMPLE DE PARIS V

1. L'INSCRIPTION ADMINISTRATIVE :

Elle a lieu entre septembre et octobre, au site des Cordeliers, dans le 6e arrondissement.

Pour un étudiant non boursier, les frais s'élevaient à :
466,57 euros en 2009 pour l'entrée en TCEM1 ;
478,57 euros en 2010 pour l'entrée en TCEM2 ;
494,57 euros en 2011 pour l'entrée en TCEM3.
Peuvent bénéficier d'une exonération des droits de scolarité : les bénéficiaires d'une bourse d'enseignement supérieur accordée par l'État et les pupilles de la Nation.

Avant de prendre ses fonctions, l'interne doit justifier, par un certificat délivré par un médecin hospitalier, qu'il remplit les conditions d'aptitude physique et mentale pour l'exercice des fonctions hospitalières pour lesquelles il postule. Il atteste en outre qu'il remplit les conditions d'immunisation contre certaines maladies fixées par arrêté du ministre chargé de la santé.

2. LE CONTENU DE L'ENSEIGNEMENT THÉORIQUE :

L'enseignement a lieu sur deux sites : aux Cordeliers, rue de l'école de Médecine dans le 6e arrondissement et à Cochin, rue du Faubourg-Saint-Jacques dans le 14e arrondissement. Pour savoir où a lieu tel ou tel cours ou par qui ils sont dispensés, il faut se connecter sur le site internet de la faculté, ou se référer au programme distribué en début d'année.

Les cours sont dispensés par des médecins généralistes, enseignants ou non, attachés ou non à la faculté, ainsi que par des chefs de cliniques en médecine générale.

Jusqu'en 2010, chaque interne devait assister au minimum à 200 heures d'enseignement. Depuis, les heures de cours ne sont plus toutes obligatoires.

L'enseignement théorique se décline en neuf composantes :

- Les séances de tutorat collectives

Il y a 12 séances de 4 heures obligatoires réparties sur les trois ans. Chaque groupe de tutorat comprend une trentaine d'étudiants. Au cours de chaque séance, trois ou quatre internes présentent chacun 1 RSCA (Récit de Situation Complexe et Authentique). En cas d'absence à une séance, celle-ci doit impérativement être rattrapée avec un autre groupe. L'étudiant devra alors en faire un résumé écrit mettant en avant les compétences acquises.

- Les cours théoriques

Il est obligatoire de se pré-inscrire aux cours auxquels nous souhaitons assister, sachant qu'il est plus ou moins facile de se libérer pour s'y rendre suivant le service où nous travaillons. Les thèmes proposés sont divers et variés, allant de la prise en charge d'un nourrisson au burn-out, en passant par les soins palliatifs et la prise en charge de la douleur.

- Les séminaires de gestes techniques

Il s'agit d'ateliers, en petits groupes, en général sur une journée, permettant l'apprentissage de gestes pouvant être pratiqués en médecine générale, tel que les infiltrations, l'extraction de bouchon de cérumen ou encore la réalisation d'un frottis ou la pose d'un stérilet. Ils sont encadrés par des médecins généralistes attachés à la faculté.

- Les cercles de lecture

Au cours de ces séances, un article récemment paru dans la presse médicale est présenté par un interne. Cela permet de développer une analyse critique des publications. En effet, de nos jours, la richesse et la profusion de l'information, nécessite de savoir en faire le tri.

- Les cours à la Sécurité sociale

Ils sont obligatoires et comprennent des vacations théoriques, avec notamment des rappels sur les règles de prescriptions, et des vacations pratiques auprès d'un médecin conseil de la Sécurité sociale, sur une durée totale de 21h.

- La formation médicale continue
Il est possible de valider des heures d'enseignement en assistant à des formations organisées en ville à l'attention des médecins généralistes (séminaires, congrès, soirées...)

- Les séances du jeudi matin au cours du stage chez le praticien
Ces séances comportent trois types de rencontres en petits groupes d'internes. Les groupes d'échanges de pratiques, des séances d'apprentissage par résolution de problèmes (à partir de travaux personnels d'analyse et de réflexion), et des séances de formation à la relation thérapeutique.

- Les groupes d'échanges de pratiques du SASPAS (Stage en Soins Primaires en Autonomie Supervisée)
Les internes qui sont en stage SASPAS se réunissent une à deux fois par mois en petits groupes. Chaque interne présente un cas clinique rencontré en stage, et qui lui a posé problème. Le groupe en discute. Si aucune solution n'a pu être trouvée au cours de la séance, une recherche est effectuée et présentée par l'interne à la séance suivante.

- Les séminaires de recherche en médecine générale
Une fois par mois, les séminaires regroupent internes et enseignants autour d'un invité, souvent un thésard qui présente sa recherche. Les thèmes et les intervenants sont choisis en fonction de l'intérêt des problématiques abordées et des méthodes mobilisées.

- Les cours de méthodologie des thèses
Ces séances, encadrées par un enseignant ou un chef de clinique, permettent aux internes en cours d'élaboration de thèse d'avancer dans leur travail. On leur apporte des outils quant à la méthodologie et la réalisation de leur thèse.

3. LES MODALITÉS DE VALIDATION DE L'ENSEIGNEMENT THÉORIQUE :

- Participer à 200 heures d'enseignement théorique sur les trois ans, et avoir assisté à toutes les séances collectives du tutorat ;
- Avoir rédigé 12 travaux dont 6 RSCA et 6 traces d'apprentissages ;
- Avoir réalisé un travail de recherche en médecine générale (thèse ou mémoire). Le sujet de ce mémoire doit être préalablement approuvé par l'enseignant coordonnateur. Avec son accord, la thèse peut tenir lieu de mémoire si elle porte sur un sujet de recherche dans la spécialité.

Le **RSCA** : il s'agit d'un récit descriptif et analytique d'une situation professionnelle vécue par l'interne, celui-ci doit trouver des axes d'étude qui en découlent, faire une bibliographie, rédiger sur les thèmes abordés et sur ce que cela lui a apporté. L'objectif est de favoriser ainsi l'auto-apprentissage et l'auto-évaluation.

Les **traces d'apprentissage** : il peut s'agir de n'importe quel travail effectué par l'interne au cours de son cursus, comme une présentation faite en stage, un compte rendu d'hospitalisation ou encore la participation à un article. Pour qu'elles soient pertinentes il faut que ces traces d'apprentissage soient en lien avec les compétences de médecine générale à acquérir.

Ces travaux regroupés et associés aux autres travaux scientifiques réalisés par l'interne, à une synthèse sur sa participation à des congrès ou colloques ou sur toute expérience complémentaire forment ce qu'on appelle le portfolio.

Il y a deux à trois jurys de validation du DES organisés par an. Ils sont constitués de deux enseignants de médecine générale et d'un PU-PH (Professeur des Universités-Praticien Hospitalier). L'interne ne peut prétendre à la soutenance pour la validation de son DES qu'une fois que son portfolio est validé par le coordonnateur de la faculté.

Lors de la soutenance orale de validation du DES, le candidat doit présenter son portfolio sous la forme d'un power point avec : son parcours universitaire, les travaux effectués au cours de son cycle, les compétences acquises, l'état d'avancement du mémoire ou de la thèse et son projet professionnel.

4. LE TUTEUR :

À chaque interne est attribué un tuteur au début de son DES. Il s'agit d'un enseignant de médecine générale. Son rôle est d'aider l'interne à remplir ses obligations universitaires, à acquérir des compétences utiles à son futur exercice. C'est également lui qui évalue et valide les traces d'apprentissages et RSCA.

5. FORMATIONS PARALLÈLES :

Il est normalement possible au cours du DES de médecine générale d'accéder à des formations complémentaires type DESC (Diplôme d'Etude Supérieure Complémentaires), DU (Diplôme Universitaire) ou DIU (Diplôme Inter Universitaire). Une seule condition est requise à Paris V, cela ne doit pas empiéter sur la formation du DES de quelques manières que ce soit. Légalement, les coordonnateurs des départements de médecine générale, ou les responsables de l'enseignement du DES, ne peuvent pas s'opposer à l'inscription des internes dans une de ces formations parallèles.

Les **DESC** : ce complément de formation reconnaît aux internes une compétence ou une qualification pour certaines spécialités. L'inscription à plusieurs diplômes d'études spécialisées complémentaires n'est pas autorisée. Au moment de l'inscription administrative, l'interne doit pouvoir présenter l'accord écrit du coordonnateur du DESC, mais pas celui du coordonnateur de son DES.

Les internes de médecine générale ont accès à deux types de DESC :
- Les diplômes du groupe I, d'une durée de deux ans. Deux semestres de fonctions doivent avoir été effectués au cours de l'internat. Les DESC ouverts aux internes de médecine générale sont multiples, allant de l'allergologie à la cancérologie, en passant par la médecine d'urgence ou la médecine du sport.
- Les diplômes du groupe II, d'une durée de trois ans, ouvrent droit à la qualification de spécialiste correspondant à l'intitulé du diplôme. Quatre semestres de fonctions doivent avoir été effectués au cours de l'internat. Pour pouvoir s'inscrire à ces DESC, les internes doivent avoir effectué au plus tard avant la fin du 5e stage de l'internat, un stage spécifique à ce diplôme. En médecine générale, les internes ont accès au DESC de gériatrie.

Les **DU** et **DIU** : un diplôme universitaire (DU) est un diplôme d'université, contrairement à la licence, au master et au doctorat, qui sont des diplômes nationaux (ou diplômes d'état) qui sont délivrés au nom du ministère. Chaque université est habilitée pour des DU spécifiques. Le DU permet de perfectionner ses connaissances dans un domaine particulier. Le mode d'accès, la durée des études et le mode d'évaluation peuvent être très différents selon le diplôme.

Les DU sont organisés par une seule université, tandis que les DIU associent plusieurs universités pour organiser la même formation (qui a souvent lieu dans les différentes villes).

Ils font partie de la formation continue et sont accessibles aux étudiants comme aux médecins. Ils permettent d'actualiser les connaissances théoriques et pratiques dans un domaine.

CHAPITRE 5

L'HÔPITAL

Le grand bain

Quelle excitation le premier jour où on met le pied à l'hôpital ! Même si ça arrive assez vite dans le cursus (dès la 2e année), un des moments les plus marquants reste le premier jour en tant qu'interne. Je me souviens que je n'avais pas dormi de la nuit la veille, trop excitée et un peu angoissée, il faut bien l'admettre, par ce nouveau statut. Tôt le matin, dans mon bus, je repassais dans ma tête mes études, ces six dernières années, les bons moments, les coups durs. Tout ça sur *Stairway To Heaven* de Led Zeppelin, un coup à chialer quoi ! Pas mal d'émotion, c'est vrai, et un brin de fierté. Parce qu'enfin, j'étais « médecin », presque pour de vrai. Sauf que la veille, j'étais encore externe, et ça, c'est dingue. Tu te réveilles un matin et tu dis : « Ah là, ça déconne plus, il va falloir assurer. »

J'arrive à l'hôpital, on est cinq internes. Par chance, j'en connais déjà deux, on était dans la même fac. Ça me rassure. Le reste est flippant : le chef de service nous accueille, nous explique notre rôle, l'étendue du travail à accomplir, notre responsabilité. Ça paraît impossible, mais je me dis : « Allez, jusqu'à maintenant, j'ai réussi... »

On me parle alors de prescrire des chimiothérapies, d'être toute seule la nuit à gérer le service des urgences. Et là, je me dis : « Non mais stop, pourquoi moi ! Je suis bien trop petite pour faire tout ça, laissez-moi tranquille ! » Mais impossible de revenir en arrière, il faut se lancer.

À partir de là, les heures de travail à l'hôpital s'enchaînent, les patients défilent, les larmes coulent, les amitiés naissent, nos petits cerveaux déjà bien garnis n'en finissent pas d'accumuler des informations nouvelles. Parfois ça déborde. Parfois on craque. Mais on se soutient. Nous cinq, on s'entraide, on sèche nos larmes et on repart. Oui, c'est dur. Mais génial en fait. On doit être un peu maso. Puis six mois plus tard, la fin du stage arrive, il faut partir, dire au revoir à tout le monde. Les larmes coulent à nouveau.

L.B.

L'infirmière est là !

À l'hôpital, ce qui est drôle quand on est une femme, c'est qu'on est toujours prise pour l'infirmière. Quelle que soit la tenue, quel que soit le discours. Pour les patients, le médecin est l'homme, la femme est l'infirmière. Une espèce d'inconscient collectif sûrement.

Combien de fois, nous, jeunes internes, en entrant dans la chambre d'un patient au téléphone, avons-nous entendu : «Ah, je te laisse, l'infirmière est là!» Il est vrai que le milieu médical a longtemps été essentiellement masculin et que la récente féminisation de ce métier n'est pas encore entrée dans les mœurs.

Il est de plus parfois difficile de s'affirmer en tant que jeune médecin devant des patients habitués à consulter des médecins plus âgés, plus expérimentés, il faut l'avouer.

À l'heure où j'écris ce texte, la fin de mon internat approche et j'ai toujours le même problème avec cette question d'âge et d'apparence. Pour les patients, même à 27 ans avec dix années d'étude derrière nous, nous sommes toujours trop jeunes et souvent «boudés» pour notre manque d'expérience. Cela m'a vraiment posé problème au début, mais après tout, c'est compréhensible. Alors je m'y fais. Un jour viendra où je serai vieille aussi!

L.B.

Super interne!

L'interne a des superpouvoirs, c'est véridique!
Exemple 1 : l'interne-détective
Un nouveau patient vient d'arriver dans le service. Comme d'habitude, son dossier est incomplet. C'est-à-dire qu'il manque son dernier compte rendu d'hospitalisation, ses derniers bilans sanguins, son traitement en cours. Et comme le patient est dément, impossible d'en savoir plus!

Super-interne prend alors son imperméable et son chapeau de détective, empoigne le combiné du téléphone avec vigueur et passe une multitude de coups de fil dans tous les hôpitaux de la région, au médecin traitant, à la pharmacie, au laboratoire d'analyses biologiques, au petit-neveu du patient etc., pour recueillir toutes les informations nécessaires à la prise en charge. Parfois, c'est juste « mission impossible » : téléphone qui sonne dans le vide (quand ce n'est pas une musique d'attente insupportable !), manque de volonté de certains interlocuteurs qui refusent de nous faciliter la prise en charge (« Si vous souhaitez avoir le compte rendu, il vous faut nous faxer une demande, à laquelle nous vous répondrons peut-être, si on retrouve le dossier dans nos archives, bien sûr ! »), compte rendu non fait... Une enquête digne d'un expert à Manhattan, le succès et la reconnaissance en moins ! Car une fois toutes les données recueillies, après de nombreux ongles rongés, une vingtaine de tasses de café avalées, et quelques jurons retenus, il ne nous reste plus qu'à faire son compte rendu d'hospitalisation, parce qu'en fait, il n'est pas si malade que ça et il va donc bientôt pouvoir sortir !

Exemple 2 : l'interne-bon-à-tout-faire
L'interne sait tout faire, enfin, c'est ce qu'on lui demande ! De secrétaire à brancardier, en passant par assistante sociale, l'interne est un être malléable à merci, doué d'un véritable don de métamorphose. Certes, pour que l'hôpital puisse fonctionner convenablement, chacun doit mettre la main à la pâte et participer à toutes les tâches. Mais le temps et l'énergie dépensés dans de telles circonstances peuvent nous rendre fous. Par exemple, je dois obtenir une radiographie en urgence pour un patient, une demande

somme toute banale ! Dans un premier temps, j'endosse le rôle de secrétaire. Je faxe ma demande de radiographie, puis je rappelle quelques instants plus tard l'accueil de la radiologie pour m'assurer que la demande a bien été reçue, je rappelle encore une fois un peu plus tard pour savoir si le radiologue a étudié la demande, et j'attends, fébrile, le feu vert... OK ! Ma demande a été prise en compte et mon patient va pouvoir bénéficier de son examen ! Je m'aperçois alors qu'il n'y a aucun brancardier de disponible pour l'amener dans le service de radiologie. Je change donc de rôle, et m'initie aux techniques de brancardage : virage serré, freinage d'urgence, slaloms dans les couloirs, les embûches sont nombreuses ! Et dire que je n'ai même pas mon permis !

Exemple 3 : l'interne-surhomme

S'il existe une espèce sur terre capable de tenir plus de 24 heures sans manger ni boire ni même aller en pause pipi, le tout sans même s'en apercevoir, c'est bien l'interne ! Ou devrais-je dire, l'interne-surhomme !

Généralement cela se passe lors d'une garde de 24h aux urgences un samedi ou un dimanche d'hiver. Les personnes âgées sont déposées par leur famille pour « maintien à domicile impossible » (*Vite, vite, trouvez-lui une place en hospitalisation sinon on va rater le dernier train pour Chamonix !*), les SDF frigorifiés et alcoolisés sont amenés par les pompiers, le petit jeune est traîné par la police pour état d'ivresse sur la voie publique (« Ben non, m'dame promis j'ai rien fait ! »), et puis il y a au milieu de tout ça l'urgence de la journée, adressée par le SAMU, qui sollicitera à elle seule plus de la moitié du personnel ! Et tout ce petit monde se côtoie dans un bordel improbable, entassé dans des couloirs lugubres

aux lumières blafardes. Alors que l'on se dépense corps et âme à tenter de gérer le flux des urgences, on réalise à 4h du matin que là, ce n'est plus possible ! Doigts qui tremblent, tête qui tourne, jambes lourdes, humeur exécrable... En fait, fatigue extrême, parce que depuis le petit-déjeuner on n'a rien avalé, on ne s'est pas assis une seule seconde et on n'a même pas eu le temps de faire une pause pipi...
Après ces gardes épuisantes, une bonne nuit de sommeil s'impose ! Et il est question de récupérer vite et bien, car dès le lendemain, retour au boulot. Au rythme d'une garde par semaine, la fatigue s'accumule bien vite ! Tout cela retentit bien sûr sur notre vie privée, et il n'est pas rare d'annuler une soirée entre amis, un week-end en famille, faute d'énergie ! Et oui, tout surhomme a ses faiblesses !
B.T.

Seule au monde

L'objectif de l'internat est de former de futurs médecins, en somme d'acquérir assez de connaissances et d'autonomie pour « voler de ses propres ailes » ! Entre des chefs parfois trop présents, ou au contraire parfois trop laxistes, difficile de trouver un encadrement adapté à ses compétences et à son avancement dans l'internat. Le souci est parfois d'être trop vite autonomisé, au point de faire prendre des risques aux patients...
Je me souviens d'une situation où je me suis retrouvée bien seule et incompétente... J'étais alors interne en 2e semestre en médecine interne dans un hôpital en banlieue parisienne. Un stage très intéressant avec un encadrement

généralement de qualité, les chefs ayant l'habitude d'avoir des premiers semestres et donc peu confirmés !

En plein mois d'août je suis affectée en hôpital de jour. Un service où l'on reçoit des patients pour la journée, pour des chimiothérapies, des transfusions ou tout autre traitement par voie intraveineuse.

La chef habituelle de ce service est partie en vacances, et je me retrouve donc encadrée par une autre chef qui n'a d'autre préoccupation que d'arriver tard le matin et partir bien tôt l'après-midi... Je me vois ainsi contrainte du jour au lendemain de m'inventer oncologue, de valider des chimiothérapies, et de gérer seule tous les problèmes survenant après 15h. J'avais bien son numéro de téléphone en cas de problèmes, mais elle n'a jamais répondu à mes appels ! Bref, la panique !

Une après-midi vers 18h, alors que ma chef est partie depuis longtemps, je suis appelée par les infirmières pour une patiente qui n'a «pas l'air de bien aller». Cette dernière, hospitalisée pour la journée pour une transfusion sanguine, a été vue quelques heures plus tôt par ma chef qui n'a rien signalé de particulier. J'étudie rapidement son dossier, puis je vais l'examiner. La patiente est âgée de plus de 80 ans et se dit très fatiguée. En l'examinant, je découvre qu'elle présente des troubles du rythme cardiaque. Après avoir réalisé un électrocardiogramme et prescrit un bilan sanguin (qui est également totalement perturbé !), j'appelle un cardiologue au téléphone pour lui instaurer le traitement adéquat et je lui trouve un lit pour l'hospitaliser. La patiente est âgée, son état général est altéré, mais à vrai dire, je ne sais pas très bien ce qu'elle a. D'où viennent ses troubles du rythme ? Pourquoi son bilan sanguin est-il autant perturbé ? Beaucoup de questions auxquelles je ne trouve pas de réponse. Et ce n'est pas les quelques conseils téléphoniques du cardiologue qui me rassurent !

Le lendemain, j'apprends avec effarement que la patiente est décédée dans la nuit d'un arrêt cardiaque (ça veut tout et rien dire !). Monte en moi un énorme sentiment de culpabilité : à côté de quoi suis-je passée ? Qu'aurais-je dû faire pour éviter ça ? Serait-elle décédée si un chef avait pu gérer le dossier ?

Pour tout réconfort, j'ai le droit d'entendre mes chefs me féliciter d'avoir eu la bonne idée de l'avoir hospitalisée ! Et bien merci ! Ça me rassure ! J'avoue en avoir voulu à ma chef qui était partie bien tôt ce jour-là, me laissant seule à gérer une patiente aussi instable...
B.T.

Une vie sociale à tout prix !

J'ai toujours fait en sorte d'être en stage dans des services avec un emploi du temps acceptable, des horaires pas trop contraignants et un nombre raisonnable de gardes et de week-ends. Ce n'est pas par flemme, mais je ne voulais pas être comme certains de mes amis qui n'ont plus de vie en dehors de l'hôpital. Pour être bien, j'avais absolument besoin de maintenir une vie sociale. À une période, il m'est arrivé d'enchaîner beaucoup de gardes et de week-ends. Je me suis retrouvée vraiment très fatiguée, irritable et je manquais de patience envers les patients. J'avais l'impression de ne plus arriver à faire du bon travail, ce qui me

faisait perdre confiance. Heureusement pour moi, ça n'a duré qu'un temps, mais c'est loin d'être le cas de beaucoup d'internes.
M.L.

Mensonge et trahison

J'ai fait mon stage de pédiatrie dans un hôpital un peu à la périphérie de Paris. On était six internes dans le service et on avait une dizaine de seniors. En ce qui me concerne, ça s'est plutôt bien passé, notamment grâce au soutien de mes co-internes. On se sent toujours un peu délaissés par nos chefs alors qu'on a jamais fait, ou presque, de pédiatrie. Je me souviens d'ailleurs du premier jour de stage où on nous avait gentiment expliqué qu'on ne devait réveiller le chef de garde que si on diagnostiquait une méningite... Pour le reste, on se débrouille ! Heureusement, tous les chefs ne tenaient pas ce discours et on était beaucoup aidés par les infirmières du service. J'arrive donc à la fin de mes six mois de stage sans qu'il y ait eu de problème majeur.
Un matin, alors que je sors de garde, je suis convoquée dans le bureau du chef de service pour mon évaluation rituelle de fin de stage. La plupart du temps, il s'agit juste d'une formalité, on échange deux-trois banalités, je signe le papier et c'est terminé. D'ailleurs, il me tarde que ce soit passé, parce que je suis juste épuisée et que je dois courir à la gare, prendre mon train pour passer le week-end avec mes parents.
Cette fois-ci pourtant, rien ne se passe comme d'habitude. Je rentre dans le bureau, le chef de service m'accueille

d'une façon assez désagréable (ce n'est pas qu'il soit agréable d'habitude, mais là je sens qu'il y a un truc qui cloche). En effet, il enchaîne. Il me dit qu'on a l'impression qu'on ne peut pas me faire confiance, il pense qu'en cas d'urgence, je n'appellerai pas un chef à bon escient, et que d'une façon générale, j'ai l'air de n'en avoir strictement rien à faire de ce stage.

Je tombe de haut. Me dire qu'en tant que médecin on ne peut pas me faire confiance est pour moi une des pires critiques possibles. On ne m'avait jamais fait de reproches semblables. J'ai toujours eu de bonnes relations avec mes chefs dans les autres services avec de bonnes évaluations à la fin. Comment est-il possible que je n'ai rien vu venir ? À aucun moment je ne me suis attendue à ça ! Je lui demande s'il a des exemples à me donner, mais il me répond que non, qu'il s'agit d'une impression d'ensemble. Je me dis qu'il est bien mignon avec ses impressions d'ensemble, mais j'ai beau essayer de me souvenir, à aucun moment on ne m'a reproché d'avoir mal pris en charge un patient, à aucun moment on ne m'a dit que j'avais renvoyé à la maison un enfant alors qu'il aurait fallu l'hospitaliser ou que j'avais hospitalisé un enfant inutilement. Je me dis que forcément tout n'a pas été parfait, mais il n'y a pas eu d'incident majeur, en tout cas rien qui justifie une telle sentence. Du coup je demande : « Mais c'est votre avis ou c'est l'avis de tous les chefs ? » La réponse tombe implacable : « Non, c'est l'avis de tout le monde… » Là OK c'est bon, KO technique, je suis à terre, je viens de me faire piétiner. Je me sens vidée, j'ai l'impression d'avoir perdu toutes mes certitudes et toute la confiance que je pouvais avoir en moi, la fatigue n'arrange rien… Je sors du bureau et je rejoins mes co-internes. Je leur raconte, elles aussi tombent de haut, elles n'ont rien entendu au cours du stage qui aille dans le sens de mon évaluation. Elles me poussent à aller voir les séniors avec lesquels j'ai le plus travaillé pour comprendre. Au départ, je refuse. Après tout, s'ils sont tous du même avis, je ne vois pas l'intérêt de me faire descendre deux fois de suite. Puis à force de discussion, je prends mon courage à deux mains et je vais voir la chef avec qui je viens de faire la garde et avec qui j'ai pas mal travaillé ces derniers temps. Je lui raconte tout, elle n'est au courant de rien. Personne ne lui a demandé son avis pour mon évaluation et elle n'est pas d'accord avec les critiques du chef de service. J'appelle d'autres chefs, à eux non plus on n'a pas demandé leur avis. Ils me rassurent en me disant que selon eux j'ai fait du bon travail. Je me sens déjà mieux. Je finis par quitter l'hôpital, j'arrive à la gare, j'ai raté mon train. J'attends 2h le suivant.

Je retourne à l'hôpital le lundi pour le dernier jour de ce stage. À peine arrivée, je suis de nouveau convoquée dans le bureau du chef de service. Les seniors qui ont travaillé avec moi sont allés le voir pour lui expliquer qu'à leur avis je n'avais posé aucun problème particulier durant le stage et qu'il n'y avait pas lieu de me faire toutes ses critiques. « Il semble que j'y sois allé un peu fort », c'est ce qu'il me dit. Cette fois-ci, je suis plus disposée à me défendre, je réponds que ses critiques n'étaient pas fondées puisqu'il ne m'a jamais vraiment vu travailler et qu'il n'a aucun exemple étayant ses propos, juste « une impression ». Je lui reproche également de m'avoir menti en me disant que tout le service était de son avis et lui conseille la prochaine fois de formuler ses critiques au moins en milieu de stage car là je n'ai absolument aucun moyen de me rattraper. Il ne répond pas à tout cela et me dit juste qu'il modifiera mon évaluation.

Je quitte ce stage avec plaisir et n'entends plus parler de cette histoire.

Six mois plus tard, alors que je suis à la fac, je passe au secrétariat consulter mon dossier afin de savoir combien d'heures de cours il me reste à valider. Et là, surprise, dans mon dossier, mon évaluation, la fameuse, celle de pédiatrie, non modifiée !! Je suis furieuse. Il a menti une deuxième fois. J'aurai dû exiger qu'il la modifie devant moi. En plus, c'est la seule de mes évaluations qui figure dans mon dossier. Les autres, celles où je suis bien notée, ne s'y trouvent pas... J'ai un casier judiciaire à la fac, c'est formidable...

J'envoie alors un mail à mon ancien chef pour lui rappeler sa promesse de modifier mon évaluation. Il me répond : « Je ne modifierai rien ». J'hésite à contacter la fac, pour demander une révision de cette évaluation, je trouve ça tellement injuste. En même temps, je me dis qu'après tout ce stage a été validé, et que je risque de dépenser beaucoup d'énergie pour un résultat plus qu'incertain, sans grande conséquence pour la suite de mes études. Au final, je décide de lâcher l'affaire. J'ai depuis toujours été très bien notée dans les stages qui ont suivi et il n'y a pas de raison pour que cet épisode isolé me porte préjudice, du moins je l'espère...

M.L.

Le repos de sécurité

4ᵉ stage. Je ne me fais plus d'illusions (déjà ?... enfin...) Qu'est-ce qu'ils vont encore nous inventer ? Des gardes de 35 heures non payées ? De la réanimation de grand prématuré pour un stage de pédiatrie destiné à former des futurs médecins généralistes ?
L'accueil par le chef de service commence par la visite des locaux. Tout au bout du couloir tapissé de dessins d'enfants et de mobiles suspendus au plafond, il y a la chambre de garde. Avec un sourire ironique, le Dr G. nous la montre sans même ouvrir la porte en disant : « Votre chambre ! Enfin... si vous avez la chance d'y mettre un jour (ou plutôt une nuit) les pieds ! »
Ça commence bien...
Quelques minutes plus tard, il nous explique qu'il y a cinq unités dans le service et que c'est pourquoi nous sommes cinq internes. Se pose alors le problème du repos de garde (alias repos de sécurité). Il y aura donc toujours un secteur sans interne, quand celui-ci sortira de garde et partira se reposer chez lui.
À ma remarque le Dr G. répond :
« Alors ça, ce sont les jeunes d'aujourd'hui... Mais qu'est-ce que vous croyez ? Que nous, de notre temps ça existait le repos de garde ? Et ben non ! Alors il n'y a pas de raison pour que vous l'ayez ! »
Ben voyons... Selon le dicton : « Y'a que les c... qui ne changent pas d'avis ? »
A.M.

Laissez-moi partir !!!

Le stage en pédiatrie est réputé pour être le plus difficile. Beaucoup de gardes, beaucoup de patients, de pression, d'émotions. Beaucoup de fatigue.
Quand un ou une interne, déjà passé en stage dans le service, se porte volontaire pour reprendre quelques gardes, alors oui, on saute sur l'occasion.
Le planning des gardes, c'est la bête noire du début de chaque stage. Faire un planning sur six mois, faisant en sorte que tout le monde soit satisfait, puisse prendre ses vacances, gérer ses week-ends, sa vie de famille, et réussisse à caler quelques cours à la fac, c'est bien 4 heures qu'il nous faut.
Bien sûr, il faut que cela soit équitable : tout le monde le même nombre total de gardes, le même nombre de samedi, de dimanche, de vendredi, de jeudi (car le jeudi de garde c'est le bon plan : repos de garde le vendredi et donc grand week-end de trois jours en perspective).
Imaginez quand ce ou cette interne (que l'on bénit) propose de faire à notre place quelques gardes. Il faut changer, revoir, adapter, équilibrer le planning... Mais bon, on y arrive, ça finit par fonctionner.
Imaginez ensuite la situation suivante : l'interne qui devait initialement être de garde a échangé sa garde avec sa copine interne pour pouvoir aller au mariage de sa meilleure amie. La copine interne a ensuite refilé sa garde à l'ancienne interne volontaire pour pouvoir aller à l'anniversaire de son cousin.
Dimanche matin, 8h25. L'ancienne interne volontaire qui avait sauvé le dimanche des deux autres internes n'arrive

pas. 9h, toujours pas là. Moi, je suis de garde depuis 24 heures, je n'ai pas dormi, pas mangé, pas pissé. L'autre n'arrive pas. Son portable est sur répondeur. Les deux autres internes sont à l'autre bout de la France.
Le dogme de la permanence des soins c'est 24/24... on ne part pas sans attendre la relève... qui n'arrive pas... (Ben oui, qui va voir les enfants qui continuent à pousser au portillon des urgences ? Le dimanche c'est un jour réputé fractures sur chute du toboggan, plaie de l'arcade sourcilière sur coup de poing du cousin etc.)
9h45, je bouillonne.
10h10, je crie.
10h59, je pleure.
11h04. 25e message laissé sur les répondeurs. Les chefs qui disent : « Non tu ne pars pas tant qu'elle n'est pas arrivée. »
11h54. Elle arrive. Je ne sais même pas quoi lui dire. Mes yeux rouges éclatés, ma bouche entrouverte, mes bras ballants. « Désolée, je voulais regarder la fin de la finale de la coupe du monde de Rugby », me dit-elle.
A.M.

Sortie de garde...

Mon ami, il s'est tué en voiture en sortant de garde. Ses derniers mots au téléphone en partant de l'hôpital : « Nuit de merde, j'en peux plus, suis crevé. »
P.B.

Raté !

Hôpital / chez moi : 1h45 de transport
Sortie de 28 heures de garde. Ai dormi 33 minutes en tout depuis la nuit précédente. Montée dans le train direction Paris.
Ouverture des yeux. Train arrêté. Terminus du RER.
Merde, j'ai plus qu'à repartir dans l'autre sens.
A.T.

Faites attention !

Le premier truc que nous disent les secrétaires quand on arrive en stage à l'hôpital c'est :
« Vérifier bien vos feuilles de salaire, que vos gardes soient payées, s'il en manque (accidentellement bien sûr), il faut aller les réclamer… »
Ah bon ? Parce que c'est possible qu'on travaille la nuit et le week-end sans être payé ?
C.L.

Survivre en garde

Les gardes sont des moments très particuliers dans la vie des internes, et surtout les gardes aux urgences. Les histoires n'en finissent pas. En dehors du fait que la nuit est anxiogène, que le personnel est moins nombreux, que les seules lumières allumées sont les néons des plafonds, il y a la fatigue qui s'accumule, le « j'en peux plus », le « pourquoi ils viennent à cette heure-là ? », le « pourquoi j'ai choisi ce métier ? ».

On n'a pas le choix, il faut répondre aux demandes des patients. Du mieux possible. Tout en sachant pertinemment que le patient qui se présente sur les coups de 6 heures du matin (fin de garde), ne sera pas pris en charge de la même façon que celui qui se présente à 9 heures du matin (début de garde).

Qu'est-ce qui permet de tenir et de garder une esquisse de sourire pendant 24 heures ?

La passion du métier ? (mais oui on y croit).

Les équipes paramédicales de nuit qui sont toujours sympas et motivées ? (oui peut-être).

L'omelette des plateaux-repas des patients qu'on a la chance de déguster froide vers 4 heures du matin ? (euh oui, bof...).

La paye en fin de mois de 110 euros la garde ? (ah mais oui c'est sûrement ça !).

A.M.

Le burn-out

Trois mois que je suis interne. Tout premier stage, je n'arrête pas.

Trois mois sans vacances, avec trois jours de repos par mois. Les journées s'enchaînent, 8h-21h. Je rentre parfois chez moi à 22h. S'ajoutent à ça les gardes de nuit et les astreintes du week-end. Le stage est très intéressant, mais les patients lourds, beaucoup de décès et de situations difficiles à gérer. Heureusement, mes co-internes sont géniaux, on se serre les coudes.

Côté vie privée… pas le temps. Mes amis ne me voient plus, certains comprennent, d'autres s'éloignent. Mes proches s'inquiètent et ne voient surtout pas comment je vais tenir trois mois de plus à ce rythme. Et ils ont raison.

Quand je rentre le soir à 22h, j'ai juste le courage de donner à manger au chat. Pas le courage de manger, de toute façon, le frigo est vide, je n'ai plus le temps de faire des courses ! Mon père m'achète à manger de temps en temps, c'est mignon.

Les patients s'enchaînent, les maladies lourdes, les heures à l'hôpital, les décès… On s'endurcit. Ou plutôt on se perd. Le craquage n'est pas loin.

Je me mets à douter de moi, de mes compétences ? J'ai du mal à tenir le rythme et je me dis que les autres y arrivent, pourquoi pas moi ?

C'est une de mes co-internes qui m'ouvre un jour les yeux. Un jeune patient décède ; c'est le deuxième de la semaine. Je devrais être attristée. Aucune réaction, rien, zéro empathie. Moi qui aurais été bouleversée deux mois plus tôt. Je ne me reconnais plus. Je suis dépassée, vidée de tout sentiment, incapable d'exprimer la moindre émotion. Je suis devenue un robot.

Ce qui m'a sauvée du burn-out, c'est que je partais en vacances trois jours plus tard.

J'ai dormi, pris du recul, revu mes amis et mes proches.

Et je l'ai fini ce stage. J'étais même triste de partir !

L.B.

Quel réconfort !

Alors que j'écris ce témoignage, je réalise que sans le soutien de mes co-internes, les trois années d'internat m'auraient semblé longues, très longues… Certes, il n'est pas toujours évident de s'accorder lorsqu'il faut faire le planning de garde et que tout le monde avait projeté de partir en vacances la même semaine du 14 juillet ou de Noël. Des tensions peuvent naître. Mais généralement, on arrive à s'entendre ! Et tant mieux, car la bonne entente entre co-internes à l'hôpital est indispensable !
Certains stages sont parfois source d'angoisse : l'ambiance est mauvaise, le rythme de travail est intense, les situations médicales auxquelles nous sommes confrontées sont éprouvantes… La présence de nos co-internes constitue une aide et un réconfort précieux. Devant les difficultés rencontrées en stage, une solidarité et un soutien inconditionnel entre internes s'instaurent. Et peu à peu les relations sortent du cadre purement professionnel pour s'ouvrir vers des amitiés sincères et durables.
Mon stage de pédiatrie fut parfois difficile : gardes fréquentes, manque d'encadrement des chefs aux urgences, stress lié à la pratique médicale… Alors, chaque matin, après le staff, nous nous retrouvions entre internes dans notre chambre de garde pour faire le point, (à l'interne qui sortait de garde : « Alors comment ça a été ? Tu as pu dormir un peu ? Le chef t'a aidée ? ») et raconter les derniers potins (le rencard de la veille, le dernier sac Jérôme Dreyfus qui coûte une blinde, le week-end bien arrosé en Bourgogne, la belle-famille trop relou etc.) ! Forcément, on traînait pour débuter la visite et les chefs n'appréciaient pas tellement

nos petites réunions clandestines... Mais quelle bouffée d'air avant de débuter une longue journée !

Durant mon stage de gériatrie, nous aimions nous retrouver dans l'un des seuls bars sympas du quartier. Les pintes s'enchaînaient, les soirées s'éternisaient et les lendemains étaient difficiles. Mais que de fous rires et d'histoires abracadabrantes ! Il fallait quand même se méfier des oreilles baladeuses et des regards curieux, le bar étant truffé de personnel hospitalier !

B.T.

L'interne de médecine générale sous-estimé

Ayant fait un droit au remords, j'ai eu le plaisir d'expérimenter et de comparer les deux statuts d'interne de spécialité *versus* interne de médecine générale. Clairement, la médecine générale est devenue une spécialité dans les textes, mais pas dans la mentalité de tous nos confrères internes et/ou médecins.

En voici quelques exemples.

Pendant mon stage aux urgences, à chaque fois que je demandais des avis à l'interne d'orthopédie, il m'envoyait balader (vous me direz que c'est habituel pour un interne d'ortho), mais à partir du jour où j'ai réussi à glisser subrepticement dans la conversation que j'avais été interne de spécialités médicales dans le passé, il s'est intéressé à moi, m'a demandé pourquoi j'avais changé d'orientation, a été beaucoup plus sympathique et a parlé avec moi comme à une égale (enfin presque, je reste une fille, quand même !!).

Même scénario aux mêmes urgences avec l'interne de radiologie, qui a accepté alors toutes mes demandes de scanner facilement, sans devoir parlementer pendant des heures sur la balance bénéfice-risque entre passer à côté d'une dissection aortique / embolie pulmonaire *versus* irradier un patient et lui bousiller ses reins pour « rien ». (Vous remarquerez que l'interne de radiologie prend un malin plaisir à fanfaronner quand l'examen, si difficilement négocié, est « normal », alors que soit dit en passant, la négativité d'un examen radiologique nous apporte aussi pleins d'informations pour nous aider à poser un diagnostic).
Ou alors, le jour où j'ai annoncé à mon chef de service PUPH d'un grand service parisien ma volonté de faire un droit au remords, il m'a reçue en tête à tête et a pris une heure de son temps pour essayer de m'en dissuader : « C'est très bien la médecine générale, mais quel dommage de gâcher un si bon classement. » Et ce même chef de service, le jour où mon co-interne de médecine générale sait que le nom de l'infection à Burkholderia pseudo mallei est la morve (et oui, on a beau avoir passé l'ECN, il y a des maladies dont on n'a jamais entendu parler), dit de façon très condescendante au staff du service : « C'est l'interne de médecine générale qui connaît la réponse. »
Nous ne pouvons nier qu'il existe une dévalorisation de l'interne de médecine générale. *A contrario*, à force de dévaloriser leur spécialité, les enseignants du département de médecine générale de ma faculté prennent le contre-pied, en militant de façon acharnée pour la médecine générale, et en allant jusqu'à dévaloriser toutes les autres spécialités. Et cela est aussi très agaçant. Tout cela donne l'impression que chaque médecin, pour se rassurer, a besoin

de dénigrer les autres domaines de la médecine (ceci dit, ce n'est peut-être pas spécifique à la médecine).
J'espère qu'un jour, tous les médecins de chaque spécialité arriveront à travailler ensemble dans le respect mutuel, sans mépris, ni *a priori* sur la spécialité d'autrui, et dans l'unique objectif de soigner au mieux les patients.
S.R.

Bonjour Carole !

Aujourd'hui, j'ai croisé mon chef de service dans un couloir. J'ai lancé un grand « Bonjour ! » tout sourire. Il m'a répondu un immense « Bonjour Carole ! ». Super ! Sauf que ça fait quatre mois que je suis dans ce stage et que je ne m'appelle pas Carole...
M.L.

Allo ?

Il y a eu un reportage à la télé. Un reportage sur le burn-out des médecins. On y voyait des généralistes de Seine-Saint-Denis obligés de s'arrêter de travailler à cause de l'épuisement lié à leur profession et des internes qui témoignaient de leur quotidien souvent épuisant.
Quelques jours plus tard, alors que je m'apprête à quitter l'hôpital, j'entends mon chef de service qui s'exclame : « Franchement, ce reportage, c'est vraiment n'importe quoi ! Aller comparer le burn-out des médecins du 9-3, et la vie des internes, ça n'a vraiment rien à voir !! Les internes

sont contents de venir travailler à l'hôpital, ils y font des choses passionnantes, ce n'est pas comme là-bas !! »
OK, mon chef de service vit sur une autre planète...
M.L.

Les post-it

Été 2012, stage aux urgences gynécologiques dans un grand CHU parisien. Internes de médecine générale et internes de gynécologie-obstétrique mêlés. Mais nous comprenons vite que notre rang social n'est pas tout à fait le même dans le service. À titre de comparaison, au Moyen Âge, nous aurions été les serfs et eux les seigneurs.
Un peu naïves, on a quand même mis deux mois à réaliser qu'il y avait « l'apéro du service » organisé tous les jeudis soirs, auquel nous n'avions, bien sûr, jamais été conviées. Par contre, nous étions cordialement invitées à descendre les poubelles le lendemain !
À la tête de ce royaume, une ribambelle de médecins, les « rois » du service, que nous, pauvres internes de médecine générale, ne pouvons contacter directement. On a bien essayé pourtant les 15 premiers jours, mais on nous a bien fait comprendre qu'il fallait respecter la hiérarchie. Le serf parle au seigneur. Le seigneur parle au roi. Le roi répond au seigneur. Et le serf tente malgré tout de rester impliqué. Au final, on a quand même réussi à trouver un moyen de communication avec nos chers rois : le post-it. Tous les dossiers des patientes que l'on voit aux urgences, sont relus par un chef le lendemain matin. Certains dossiers nous reviennent avec un petit commentaire noté sur un

tout petit post-it. C'est l'unique lien que nous avons avec les médecins du service.
Ou comment apprendre la gynécologie sur un morceau de papier de 3 cm sur 4. J'ignorai que le post-it avait un tel pouvoir pédagogique...
L.B.

Qu'est-ce que tu veux ma jolie ?

Premier stage en tant qu'interne. Un de mes patients a besoin d'un scanner cérébral en urgence. Bien naïve, j'appelle en radiologie. Je tombe sur la secrétaire : « Ouiiiiii, bien sûûûûr, un scanner cérébral... alors... je regarde... je peux vous proposer un rendez-vous dans trois semaines ! » Trois semaines ?? Elle doit se payer ma tronche, ça doit être ça. Je lui explique gentiment que c'est urgent et que là, ça va faire long quand même ! Ce à quoi elle me répond que si c'est urgent, il va falloir que je « négocie » ça directement avec le radiologue en personne.
Aaaah les radiologues... une espèce rare mais pas en voie de disparition, qui, pour des raisons que l'on comprend bien de personnel, de matériel et de sous, prend un malin plaisir à filtrer les demandes d'examens radiologiques. Armée de bonne volonté, je descends donc dans le service de radiologie expliquer mon cas. J'entre dans le bureau des médecins, tombe sur quatre radiologues, tous des hommes. Ils me dévisagent, ou me déshabillent du regard plutôt.
« Qu'est-ce que tu veux ma jolie ? »
On est déjà proches à ce que je vois ! J'explique le dossier de mon patient, ils m'écoutent à peine. L'un d'eux me

répond : « Très bien. Bon bah, tu sais ce qu'il te reste à faire maintenant pour avoir ton scan ! » Les trois autres ricanent. « Bah ouais, faut payer en nature ma grande. » Très drôle... Ils insistent, deviennent graveleux, puis, me voyant bien décidée à ne pas rire de leur stupidité, ils acceptent de faire le scanner. N'empêche que ça m'a énervée un bout de temps ! Puis j'ai eu la bonne idée de sympathiser et de me les mettre dans la poche. Bizarrement, plus aucun problème pour avoir des scanners, croyez-moi !
L.B.

SOS maman en détresse !

Je suis maman d'une petite fille de deux ans. Je suis en stage de gynécologie en banlieue parisienne. Pour résumer, lors du choix de stage à l'ARS, je ne savais pas que mon emploi du temps allait changer. Lors de mon dernier stage, je n'avais pas de problème pour déposer mon enfant à l'école car c'est mon mari qui s'en chargeait le matin avant d'aller au travail donc je pouvais y être à 8h30 (mon ancien stage qui était à 2h voire 2h30 de mon domicile). Mais il y a peu, mon mari a eu une promotion au sein de son entreprise, il ne peut plus la déposer vu que nous partons désormais à la même heure le matin (7h). Malheureusement, je n'ai trouvé personne qui puisse faire le relais et la crèche n'ouvre qu'à 8 heures. Concernant ma famille, ma mère ne m'aide pas du tout dans ma vie de maman, mon père habite à l'étranger et mes beaux-parents sont bien trop âgés pour faire tous les matins le déplacement. Donc je suis dans l'embarras.

De plus, il y a certains jours dans la semaine où mon mari part en déplacement du vendredi matin au samedi soir, parfois du jeudi au samedi soir voire parfois du mardi… Cela dépend de son secteur d'activité. C'est la raison pour laquelle je suis dans l'impossibilité de prendre des gardes le vendredi et le samedi, voire certains autres jours en semaine.

Je suis prête à faire le même nombre de garde que les autres ! Mais vu la complexité du planning, puisque nous sommes seulement cinq internes à tourner, j'ai demandé au chef si c'était possible que des anciens internes du service me remplacent de temps en temps. Il m'a répondu initialement oui, lors d'un entretien privé, puis il a commencé « à retourner sa veste » en me disant qu'à la longue, ils risquent de ne plus vouloir me remplacer… Il a essayé de trouver la parade à chaque solution que je proposais. Puis il m'a dit que si je ne trouvais pas de solutions concernant mon problème de gardes d'ici deux semaines (gardes et horaires d'arrivée), il allait en référer au coordinateur du DES pour me trouver une remplaçante !!!

De plus, mes co-internes se conduisent avec moi de façon exécrable en me mettant de côté. Quand j'ai essayé de faire entendre ma voix lors du planning de garde pour les deux premiers mois, ils faisaient semblant de ne pas m'écouter, puis quand je leur ai dit que j'avais l'impression qu'ils s'étaient ligués contre moi, ils m'ont dit que j'étais parano.

De même, on a la possibilité d'être uniquement trois en stages par jour donc un qui sort de garde et un qui ne vient pas du tout (en off) ; or je n'étais pas là pour faire le plan-

ning des attributions de poste pour les jours de la semaine, je me suis rendu compte plus tard qu'au mois de juin, ils se sont mis chacun entre 4 et 6 jours off et moi je n'en ai eu que deux, et encore, ce sont des jours que j'avais demandés car j'avais des rendez-vous chez le médecin.
Concernant le chef avec qui j'ai eu une discussion, il m'a dit lundi (soit une semaine après le début du stage), devant tous les autres internes en salle de staff qu'il me laissait maximum deux semaines pour trouver une solution à mes problèmes. Malheureusement je n'ai pas la même vie que mes co-internes et la seule chose que ceux-ci ont réussi à me dire c'est : C'EST TA VIE !!!

Je le sais bien et je ne demande pas d'en faire moins que les autres, surtout que sur les deux mois, j'ai une garde de plus que tous les autres et ça ne m'aurait pas dérangé s'ils avaient été plus cordiaux envers moi. J'en aurais même fait plus !!!
Je suis vraiment dans l'embarras mais malheureusement je ne peux pas faire autrement ! Je suis arrivée au stade où je vis au jour le jour, ça va faire un mois que je suis dans cette situation et j'ai déjà perdu $1/10^e$ de mon poids alors que je ne pèse à la base que 49 kg... Quoiqu'il en soit j'essaie de faire au mieux mon travail afin qu'on ne puisse rien me reprocher...
I.C.H.

Il passe quand le médecin ?

« Bon merci beaucoup pour votre visite, vous êtes bien aimable. Mais euh, dites-moi, il passe quand me voir le médecin ? »
A.M.

QUELQUES INFORMATIONS, EN BREF

Une fois le choix de son stage hospitalier réalisé à l'ARS, l'interne est affecté dans un service. Il peut y être le seul interne, ou alors partager ses heures de formation avec d'autres internes, alias les « co-internes ».

Badges rouges, bleus, gris, oranges ou encore verts. Pas facile de s'y retrouver parmi ces codes couleurs dans le milieu hospitalier. Qui sont les médecins ? Qui sont les infirmières ? Ou les autres professionnels de santé ?

Quel est le rôle et la place des internes au sein des services hospitaliers ? Pour bon nombre, personnel hospitalier ou patients, ce statut est assez flou.

Ce chapitre va expliquer les différentes fonctions de l'interne, son temps de travail, les gardes, la vie à l'internat (quand il existe encore...) et enfin, la question de sa responsabilité au sein des services et auprès des patients.

1. LA PLACE DE L'INTERNE AU CŒUR DU SYSTÈME HOSPITALIER :

L'interne est un praticien en formation spécialisée qui se doit de consacrer la totalité de son temps à ses activités médicales et à sa formation. Cette définition s'applique aux internes en médecine, en pharmacie et en odontologie. L'interne en médecine est sous la responsabilité d'un praticien dont il relève.

Il exerce donc un réel rôle de médecin, prescrit des médicaments ou des examens complémentaires, réalise des gestes techniques, en autonomie partielle, sous couvert d'un médecin plus expérimenté.

2. LE SYSTÈME HOSPITALO-UNIVERSITAIRE :

Une fois lâché dans le monde hospitalier, il n'est pas toujours facile pour le jeune interne de trouver sa place. Il existe en effet au sein du système hospitalo-universitaire une véritable hiérarchie. Chef de clinique, praticiens hospitaliers, attachés, professeurs universitaires… Autant de statuts de médecins créant un réel système de castes dans l'hôpital. L'externe est en bout de chaînon, à la base de la pyramide. Puis vient l'interne, et tous les autres au-dessus. Pas facile au début d'y faire son nid ! C'est progressivement que l'on s'adapte au fonctionnement, particularités et codes du système. Pour mieux comprendre cette pyramide, il est nécessaire de préciser ces différents statuts.

Les CCA, AHU

On trouve des médecins non titulaires, qui exercent à titre temporaire, représentés par les « Chefs de Clinique des universités – Assistant des hôpitaux » (CCA) et les « Assistants Hospitaliers Universitaires » (AHU).

Ces différents médecins, se doivent d'exercer un triple rôle, d'enseignement, de recherche et de fonction hospitalière.

Ce sont de jeunes médecins diplômés des études médicales spécialisées depuis moins de trois ans. Ils sont nommés pour une période de deux ans avec possibilité de deux renouvellements d'une année chacun, soit quatre ans au total.

Les PH

Les autres médecins présents dans le service sont le plus souvent des « Praticiens Hospitaliers » (PH), qui sont nommés à titre permanent et à temps-plein, à l'issue d'un concours national organisé par discipline, ouvert aux CCA et aux AHU ayant au moins deux années d'exercice effectif en cette fonction.

Les PU-PH, MCU-PH, PHU

Il existe des médecins titulaires, représentés par le corps des « Professeurs des Universités – Praticiens Hospitaliers » (PU-PH) et par le corps des « Maîtres de Conférences des Universités – Praticiens Hospitaliers » (MCU-PH).

Les MCU-PH sont nommés sur concours nationaux, organisés par discipline, ouverts aux CCA, aux AHU et aux PH et PHU.

Les PU-PH sont également nommés sur concours nationaux, organisés par discipline. Peuvent faire acte de candidature les CCA, les PH, PHU et les MCU-PH.

Il existe également des « praticiens hospitaliers – universitaires » (PHU) titulaires, mais qui exercent à titre temporaire. Les PHU sont nommés par décision conjointe du directeur du centre hospitalier et du directeur de l'université. Peuvent être nommées, toutes les personnes satisfaisant aux conditions de nomination de PH. La durée totale de leurs fonctions de PHU + CCA/AHU ne peut excéder huit ans.

Le nombre total des emplois offerts est fixé par arrêté des ministres chargés de l'Enseignement supérieur et de la Santé.

Le chef de service

Il est au sommet de la pyramide. Il est obligatoirement PH (dans les hôpitaux périphériques) et plus généralement PHU ou PU-PH dans hôpitaux universitaires. Il a différentes fonctions, d'accueil et de communication, de prestation de soins, de relation avec les autorités sanitaires, de gestion des ressources humaines et matérielles, de promotion de la santé, de formation, d'encadrement et de recherche et de promotion de la qualité. Il anime son équipe tout en veillant au bon fonctionnement du service. Au-delà de son rôle de médecin, le chef de service a un réel rôle administratif.

Le personnel hospitalier
L'équipe médicale travaille également en étroite collaboration avec les autres membres du personnel hospitalier.
Le cadre de santé assure l'encadrement de l'équipe soignante, la liaison et relation entre les patients et le personnel médical, paramédical ou administratif.
Les infirmier(e)s appliquent les prescriptions médicales et organisent les soins autour du patient, en collaboration avec les aide-soignant(e)s et les auxiliaires de puériculture pour les soins d'hygiène et de confort.
Les agents hospitaliers assurent l'entretien des locaux.
Kinésithérapeutes, orthophonistes, psychologues, ergothérapeutes, diététiciennes tiennent également une place importante. Sans oublier le personnel médicotechnique (manipulateurs de radiologie, les techniciens de laboratoire, les brancardiers), les secrétaires médicales, le service social, le personnel administratif.
Ceci n'est pas une liste exhaustive, plus de 100 métiers sont exercés à l'hôpital et concourent à la mission de soins. Une entente harmonieuse et une bonne communication entre les différents intervenants sont indispensables.

3. LES RÔLES DE L'INTERNE :
En termes d'horaire, ses obligations de service sont fixées à 11 demi-journées par semaine, comprenant neuf demi-journées de travail effectif (sans dépasser 48 heures sur 7 jours en moyenne) et deux demi-journées de formation universitaire.

Cependant personne ne comptabilise ces heures passées à l'hôpital.

Intégré au sein de l'équipe de soins, il a des fonctions de prévention, de diagnostic et de soins, sous la responsabilité du praticien dont il relève. Il participe à l'évaluation initiale des patients, établit un diagnostic, seul ou en collaboration avec un médecin senior. Il réalise les gestes techniques nécessaires à la prise en charge diagnostique et thérapeutique, prescrit des examens complémentaires. L'interne est également en relation avec les médecins des autres services hospitaliers et peut faire appel à eux à tout moment pour un avis spécialisé. L'acquisition de l'autonomie se fait petit à petit, en fonction du degré de confiance que lui portent ses supérieurs.

En parallèle de cette formation pratique, l'interne bénéficie également d'une formation théorique. Des cours sont souvent dispensés par des médecins du service et il participe aux réunions de service. Il peut être amené à réaliser des travaux personnels de recherche, en rédigeant des articles médicaux ou en réalisant des présentations orales sur des problèmes soulevés dans son exercice médical.

Les gardes

L'interne en stage dans une structure hospitalière doit participer au service d'astreinte et de garde. Il doit bénéficier, légalement, du repos de sécurité à l'issue de chaque garde de nuit, qui ne peut donner lieu à l'accomplissement des obligations de service hospitalières, ambulatoires ou universitaires. Il peut également assurer une participation supérieure au service normal de garde.

Dans tout établissement public de santé, le service de garde comprend un service de garde normal et un service de garde supplémentaire. Le service de garde normal comprend une garde par semaine et un dimanche ou jour férié par mois. Ce service commence à la fin du service normal de l'après-midi, et au plus tôt à 18 h 30, pour s'achever au début du service normal du lendemain matin, et au plus tôt à 8 h 30.

L'interne ne peut être mis dans l'obligation de garde plus de 24 heures consécutives.

À compter du troisième mois de la grossesse, les femmes enceintes sont dispensées du service de garde.

Le repos de sécurité après une garde se doit d'être d'une durée de onze heures. Il consiste en une interruption totale de toute activité hospitalière et doit être pris immédiatement après chaque garde de nuit.

4. CONDITIONS DE VALIDATION DES STAGES :

Un stage est validé par le président du comité de coordination des études médicales, après avis du chef de service responsable du stage hospitalier ou du maître de stage libéral, qui remplit au préalable une grille d'évaluation. Au cours d'un semestre, lorsqu'un interne interrompt ses fonctions pendant plus de deux mois, le stage n'est pas validé.

5. LES INTERNATS ET LES SALLES DE GARDE :

Historiquement, l'internat est l'endroit où vivent les internes de l'hôpital. Ces internats existent depuis l'instauration du concours national en 1802. Actuellement, de moins en moins d'internes y vivent au quotidien, même si dans certaines villes de province, ils restent encore bien occupés. Au sein de l'internat, il y a des chambres de garde, à disposition des internes de garde qui souhaiteraient se reposer durant leur dure nuit de labeur, mais aussi pour certains internes étrangers ou qui habitent loin quand ils sont en province et en stage dans des hôpitaux périphériques.

Les salles de garde sont le lieu de restauration des internes et de leurs invités : externes, fossiles (CCA) ou dinosaures (chefs de service et PU-PH). Ces salles sont souvent très animées, au ton convivial, décorées de fresques grivoises, parfois obscènes, gérées par un économe (suppléé par un ou plusieurs sous-économes ou écominettes).

L'économe est élu en début de semestre, l'équipe constituée peut être renversée à tout moment par les autres internes. Ces salles sont soumises à un véritable règlement, pénalisant d'un gage tout convive qui ne s'y plierait pas. Elles permettent aux différents internes d'un même hôpital de faire connaissance, facilitent les rapports entre les différents services et entre autres, par exemple, pour l'obtention d'examens complémentaires... Les fameuses chansons paillardes y sont fréquemment chantées. Mais ces salles de garde, imprégnées d'une fervente tradition carabine, important patrimoine culturel, sont actuellement menacées. En effet, les directions des hôpitaux ne voient pas d'un très bon œil ces espaces non contrôlés et craignent qu'ils ne deviennent des lieux de revendication et de révoltes. C'est pourquoi depuis quelques années, nous assistons à la fermeture successive de ces salles de garde.

6. LA RESPONSABILITÉ :

L'interne occupe une place essentielle dans le fonctionnement des établissements publics d'hospitalisation en participant activement aux soins dans les services. Nombreuses sont donc les situations où sa responsabilité peut être recherchée.

L'hôpital responsable des actes de l'interne

Si on excepte des situations résiduelles (responsabilité pénale), l'action engagée par un patient du fait d'un acte exécuté par un interne ne peut être dirigée contre ce dernier. Par conséquent, c'est l'établissement où exerce l'interne, et non l'interne lui-même, qui doit supporter l'éventuelle indemnisation accordée au patient, c'est le principe de la responsabilité de l'établissement.

L'interne agit par délégation

L'interne exerce ses fonctions « par délégation et sous la responsabilité du praticien dont il relève ». Il s'agit le plus souvent du chef de service. La jurisprudence a défini les circonstances dans lesquelles l'interne pouvait valablement recevoir délégation d'effectuer un acte. Il en résulte deux critères essentiels :
- le caractère courant de l'intervention. Le praticien dont relève l'interne ne peut lui déléguer qu'un acte ne présentant pas de difficultés sérieuses,
- l'appréciation des capacités de l'interne. Il s'agit certainement de l'élément le plus délicat car il suppose une évaluation des capacités de l'interne. En pratique, en cas de litige, les tribunaux se fondent sur l'expérience acquise par l'interne au cours de sa formation.

Une situation dérogatoire : l'urgence. En pareille situation, l'intervention de l'interne s'impose, en l'absence du chef de service ou d'un de ses collaborateurs qualifiés. Bien plus, il s'agit d'une obligation légale pour l'interne, son abstention le rendant passible de poursuites sur le fondement de la non-assistance à personne en péril. L'interne doit cependant, même en cas d'urgence, mettre tout moyen en œuvre pour joindre le chef de service ou son assistant.

L'interne responsable personnellement

Toutefois, la faute commise par l'interne peut constituer une infraction et entraîner sa condamnation pénale. Il ne bénéficie d'aucune immunité en cas de mise en cause pénale. En cas de condamnation, l'interne doit répondre personnellement des sanctions prononcées à son encontre. L'amende à laquelle un interne serait condamné ne peut faire l'objet d'aucune assurance. Ainsi le paiement de l'amende, quel que soit son montant, serait à sa charge.

Le contrat d'assurance RCP

L'assurance professionnelle du médecin est obligatoire depuis la loi du 4 mars 2002. Le contrat d'assurance responsabilité civile professionnelle doit couvrir toutes les activités professionnelles du médecin. Elle est de loin la première assurance que le médecin doit souscrire.

CHAPITRE 6

LES STAGES AMBULATOIRES

Dans l'intimité de nos patients

C'est étonnant... Avant l'internat, nous avons généralement très peu l'occasion d'assister à une consultation de médecine générale. Les seuls rapports que j'ai eus avec la médecine générale avant l'internat dataient de mon enfance ou de mon adolescence, lorsque j'allais voir mon médecin traitant pour un vaccin, une ordonnance, avant de partir pour un pays exotique ou encore un gros virus. Bref, le médecin généraliste se résumait un peu pour moi au médecin des petits bobos.
En 3e semestre, j'ai donc eu l'occasion, enfin, d'assister aux consultations de médecine générale auprès de deux médecins généralistes exerçant dans Paris. Au tout début, on observe. En effet, les pratiques et la relation médecin-patient en ville sont bien différentes de celles à l'hôpital ! Il faut être pragmatique en cabinet, savoir s'adapter à son

patient, à son environnement. Le contact est beaucoup plus proche, plus intime qu'à l'hôpital.

Puis, peu à peu, on prend confiance. On commence par faire nos consultations sous le regard bienveillant de nos maîtres de stage qui interviennent si besoin. C'est ainsi l'occasion de confronter nos pratiques en direct. Et enfin, on gère seul nos patients, n'appelant nos maîtres de stage qu'en cas de problème, pendant ou après la consultation.

Mes meilleurs souvenirs ? Les visites à domicile ! Avec l'un de mes maîtres de stage, on sillonnait en scooter les rues de Paris sous le vent, la neige, la pluie mais aussi sous le soleil et la douceur printanière, pour aller visiter les patients, généralement âgés, à domicile. Probablement le meilleur moyen de connaître le patient, et de pouvoir ainsi répondre à ses problèmes en prenant en compte son environnement et son entourage. J'ai été impressionnée par la richesse des relations et le dévouement que mon praticien entretenait avec ses patients. Face à chacun d'eux, il s'adaptait et leur apportait réconfort et soutien. À la petite grand-mère seule dans son grand appartement haussmannien, il discutait de la pluie et du beau temps ou des petits-enfants pour animer sa longue journée. Au patient en soins palliatifs, il se montrait disponible en semaine comme en week-end pour soulager ses souffrances par des traitements médicamenteux mais également par une présence et une écoute active. Sans oublier les quelques originaux du quartier, souffrant du syndrome de Diogène, qui collectionnait toutes sortes d'objets vétustes et inutiles dans des studios insalubres. Et tant d'histoires et secrets racontés dans cet univers aussi intime que le domicile ! Ces quelques lignes tirées du serment d'Hippocrate sur le secret médical ont ainsi pris une

résonance toute particulière pour moi depuis ce stage : « Admis dans l'intérieur des maisons, mes yeux n'y verront pas ce qui s'y passe ; ma langue taira les secrets qui me seront confiés et mon état ne servira pas à corrompre les mœurs ni à favoriser le crime. »
B.T.

Maître de stage inexistant

Nan mais la blague quoi, vous allez voir ! Au début de mon SASPAS (Stage en Soins Primaires en Autonomie Supervisé), j'ai trois maîtres de stage, enfin théoriquement, tous dans le même cabinet. Deux sont géniaux, rien à redire. Heuuuu... la troisième... comment dire ? Inexistante. Oui, mais aussi irrespectueuse, profiteuse, agressive, sans aucune considération pour moi. Bref, absente. Mais genre avec un grand « A ». Pour tout vous dire, on s'est à peine adressé la parole en six mois, et pourtant je la « croisais » tous les jours ! Et je ne suis pas sauvage, hein, promis. Mais franchement, c'était n'importe quoi.
On m'avait prévenue avant d'arriver dans ce cabinet, une amie m'avait dit : « Tu verras, elle est spéciale, ne provoque pas l'affrontement car elle peut devenir méchante. » Brrrrr... ça fait peur. Alors je me suis tenue à l'écart. Au début, elle se forçait, en grinçant des dents, à me dire bonjour. Je ne suis même pas sûre qu'elle connaissait mon prénom. À la fin, on ne se disait même plus bonjour.
Pourquoi ça me choque ? Parce que cette nana était censée être mon « maître de stage », c'est-à-dire me former, me conseiller, me faire partager son exercice. Et surtout

elle était payée pour ça. Elle encaissait 100 % de l'argent que j'obtenais des consultations que je faisais à sa place, pendant que madame se la coulait douce. J'ai calculé par curiosité ce que je lui avais rapporté en six mois. Plus de 12 000 euros, net, toute charge déduite, rien que pour elle. 12 000 euros pour sa pomme, sans une attention, sans une phrase gentille, sans un merci. Je suis peut-être méchante mais le dernier jour, je vous assure que j'ai eu envie de lui cracher au visage.

La bonne nouvelle, c'est que les internes précédentes s'étaient déjà plaintes et qu'en toute logique, son titre de maître de stage lui a été retiré. Je ne vous raconte pas la tronche qu'elle a tirée quand elle l'a appris. Elle m'a fait la gueule encore plus qu'avant et pourtant c'était difficile de faire plus !

L.B.

Test de grossesse négatif

Je suis allée à la réunion organisée par la fac pour nous expliquer en quoi consiste le SASPAS. On nous a tout expliqué : quoi ? Comment ? Par qui ? Tout, jusqu'à l'ultime détail (précisé par notre responsable, elle-même médecin et mère de trois enfants) : « Mesdemoiselles, vous serez gentilles de ne pas tomber enceinte durant votre SASPAS, ce ne serait quand même pas très correct vis-à-vis de vos maîtres de stage... » (Avis aux amateurs...)

M.L.

Le casting

Aaaah le SASPAS… le principal problème ? Pas assez de postes. Alors que ce stage est souvent très prisé des internes en médecine générale.

Je me souviens lorsque j'ai postulé, il y avait dix-huit postes pour une trentaine d'internes intéressés. Pour la première fois, le classement à l'ECN ne comptait plus : il fallait « démarcher » un maître de stage qui déciderait de me choisir MOI, plutôt que les vingt-neuf autres ! Alors un jour, « top départ », la fac nous communique une liste de maîtres de stage ; et là, la guerre commence. Tous les internes intéressés se ruent sur leur téléphone, on dérange secrétaires et médecins en pleine consultation, dans le seul but d'obtenir un entretien. J'appelle un premier médecin, la voix guillerette de la secrétaire me répond : « Aaaah désooooléééééée, le Dr X a déjà choisi une interneeeeuuuu… » Étonnée, je lui demande comment est-ce possible alors que les entretiens n'ont même pas commencé. Celle-ci me répond la mythique phrase que je vais entendre de nombreuses fois par la suite : « Aaah ! mais ils s'étaient déjà mis d'accord il y a loooongtemps ! » Ha. Bon. Formidable.

Globalement, la dizaine de médecins que j'appelle me répond tous la même chose : « Déjà pris. » Déjà réservé surtout, ouais. Il y en a même un qui me dit avoir déjà réservé la place d'une interne pour le semestre encore après, soit dans presque un an ! On comprend la difficulté d'obtenir un poste du coup…

Deux médecins acceptent tout de même de me recevoir. Y'en a un des deux que je connais bien, je l'ai eu plusieurs fois en cours, j'adorerais travailler avec lui. Il me dit d'emblée :

« Oui, c'est bon, je te prends dans mon cabinet, je sais que tu bosses bien, ça serait un réel plaisir, je vois encore deux-trois internes de principe en entretien et je te donne ma confirmation dès que je rentre de vacances. Mais par sur un grand OUI ! » Je suis aux anges !

J'en vois un deuxième, lui, je ne le connais pas du tout. C'est un peu bizarre ces « entretiens ». On se demande bien sur quoi on va être jugé ! On a tous globalement le même parcours, globalement les mêmes attentes. Et puis, on l'a bien répété notre petit discours : « J'adoooore la médecine générale, j'adooorerais faire six mois en cabinet afin de voir au plus près ce qu'est la médecine de ville… »

Blablabla. Il faut aussi lire entre les lignes : « Pitiéééééé, prends-moi dans ton cabinet, parce que j'ai pas du tout envie de retourner me faire chier à l'hosto, faire des gardes, bouffer les coquillettes sans sel de l'APHP et passer mes week-ends à l'hôpital ! »

Je me souviens être restée bloquée devant ma garde-robe avant le rendez-vous : trop guindée. Trop sexy. Trop passe-partout. Trop décontractée. Je n'arrivais pas à choisir. On croirait se rendre à un rencard, c'est n'importe quoi ! Peut-être est-on choisie à la taille des seins ? Je ne sais pas comment ils font pour les internes hommes !

Un mois plus tard, le verdict tombe. Le premier médecin que je connaissais m'a bien eue : il en prend une autre, je suis très déçue. Heureusement, le deuxième m'a choisie, ouf ! À moi le SASPAS…

L.B.

Prendre du recul

Avec du recul, je me demande si cela était nécessaire de me mettre dans des états pareils.
Finalement ce stage ne s'est pas si mal passé que ça. Colère, incompréhension et dégoût ont fini par s'estomper. C'était il y a déjà presque deux ans.
Début d'année scolaire. Les inscriptions pour les DU commencent. Je postule pour un DU en psychologie médicale. Pourquoi ? Ça me plaît, m'intéresse, me passionne même. Non, pas la psychiatrie, la psychologie. La relation avec les patients, le psychosomatisme, les choses comme ça que tout le monde évoque mais dont personne ne parle vraiment. Nous ne sommes pas bien formés pour ça. Il y a des choses qui ne s'enseignent pas me direz-vous. Certes, mais ce n'est pas une raison.
Les autres candidats sont des psychiatres, psychologues. Lettre de candidature, CV, dossier rempli, envoyé. Les cours commencent fin septembre. Je suis aux anges.
Début octobre, je me mets en quête d'un terrain de stage en SASPAS. Six mois en cabinet médical, six mois sans hôpital, pour enfin pouvoir faire de la médecine de ville, de famille, celle qui m'attire et me plaît. Le SASPAS, c'est être comme le remplaçant du médecin du cabinet, sauf qu'on est censé revoir tous les dossiers avec lui pour discuter et continuer à apprendre sur les prises en charge des patients, et qu'accessoirement, c'est lui qui touche les honoraires des patients que nous voyons à sa place.
Je postule dans un cabinet médical près de chez moi. Dr PJ et Dr DD sont d'accord pour me prendre en stage. Je les

informe qu'un mardi sur trois je suis en formation à mon DU. Pas de problème. Je signe la convention de stage.

Une semaine avant de commencer, je leur envoie la liste des mardis où je serai absente du cabinet. Et là, l'un des deux médecins (Dr PJ) me répond que cela ne va pas être possible, que je ne peux pas aller en DU étant donné qu'il a besoin de moi au cabinet tous les mardis. Je rétorque que je l'avais informé de cette formation et qu'il ne s'y était initialement pas opposé. « Ma parole contre la sienne. » Impasse. Comment faire. Il ne cède pas.

Le mardi suivant, le responsable du DU me convoque à la fin du cours et me dit que ma faculté l'a appelé et qu'il ne peut plus m'accepter étant donné que je dois être en stage au lieu d'être ici. Il ne comprend pas bien mes explications, confuses, noyées par quelques sanglots face à cette aberration et cette injustice.

J'appelle la fac, ils me disent que mon futur maître de stage (Dr PJ) a fait appel à eux pour régler le problème. « Le stage passe avant le DU, je n'aurais pas dû m'inscrire sans avoir l'accord de mon maître de stage ! » (Sauf qu'au moment des inscriptions je ne savais qui il allait être !). J'ai beau tout faire pour leur expliquer que j'avais anticipé, prévenu et qu'on ne m'avait pas refusé le stage, ils ne veulent rien entendre.

Du coup, je cherche un autre terrain de stage (que je finis par trouver dans une autre faculté) et je demande à rompre la convention initialement signée. Impossible. Seul le maître de stage peut rompre une convention. Mais alors ? Comment faire ? L'ambiance est à son comble.

Dr PJ me convoque, m'explique que s'il rompt cette convention à quelques jours du début du stage il ne trouvera pas d'interne pour me remplacer et qu'il ne peut pas se le permettre. Je lui demande si une journée d'absence au cabinet toutes les trois semaines sur six mois (soit neuf journées) est vraiment un problème pour lui ? Il répond que oui. Je lui demande pourquoi. Il hésite… et finit par dire qu'il ne veut pas que les patients se trouvent face à une porte close. (Sauf que la porte ne serait pas close totalement puisque l'autre médecin du cabinet sera quand même présent si je suis absente). J'ose demander si c'est un problème financier. Il hausse les yeux au ciel et répond rieur : « Mais pas du tout ! ». Je lui demande pourquoi il ne pourrait pas, lui être au cabinet ces six journées-là et voir les patients à ma place. Il m'explique qu'il travaille ailleurs à ces horaires-là, comme salarié et qu'il ne peut pas se libérer. Double casquette donc, double salaire. Avantageux d'avoir un interne en SASPAS hein ? C'est le carnage, la tension monte.

Je le supplie. Un jour de formation par mois, je ne vais pas au cinéma ! En plus je ne fais pas un DU pour me spécialiser dans les soins esthétiques et l'épilation au laser ! Je veux me former pour améliorer la prise en charge de mes patients ! Rien à faire, il ne cède pas.

La situation semble bloquée : je lui avoue que vu les circonstances et l'ambiance, il me paraît difficile que nous travaillions ensemble et que je prenne en charge ses patients puisque nous sommes dans l'incapacité totale de nous comprendre. La faculté me dit que je n'ai pas le choix, je dois abandonner mon DU (que j'ai tout de même commencé depuis deux mois et payé 850 euros !).

Deux jours plus tard, Dr PJ me reconvoque et tout fier de lui me propose un marché. Je peux aller au DU le mardi matin et le début d'après-midi jusqu'à 16h. Par contre, je

dois être au cabinet à 16h30 précise et voir tous les patients qui demandent un rendez-vous. Jusqu'à quelle heure ? Peu importe. Est-ce que j'ai le choix ? C'est mieux que pas de DU du tout non ?
Et voilà comment pendant six mois, nous avons travaillé ensemble, et qu'un mardi sur trois, j'ai traversé Paris en courant, stressée, sortant de cours à 16h pour être à 16h30 au cabinet et comment j'ai entendu à chaque fois : « alors c'était bien les cours ? C'est super intéressant dis donc ce DU, dommage que tu n'aies pas pu assister à *tout* ! »
A.M.

Money, money, money

Après avoir fait un tour de table de nos sentiments au cours du SASPAS, nous sommes tous unanimes : on a un problème avec les sous dans cette affaire.

Au cours du SASPAS, quel que soit le nombre de consultations que l'on réalise, notre salaire est fixe, versé par l'APHP (Assistance Publique-Hôpitaux de Paris) à Paris, à hauteur de 1 800 euros par mois. Et en réalisant une bonne soixantaine de consultations par semaine, on en amasse des euros.
Enfin, façon de parler parce qu'on les encaisse, on les touche du bout des doigts, puis on redonne tout à nos maîtres de stage. Alors rapidement, ça pose problème. Parce qu'on fait nos petits calculs et on s'aperçoit que ça chiffre vite. Déjà plus de 5 000 euros en un mois, imaginez sur six mois ! Voir

passer 5000 euros par mois alors qu'on en touche 1800, bah oui, ça turlupine !
Donc voilà, disons que ce sentiment d'injustice nous traverse tous l'esprit, soyons francs. La plupart du temps, nous le vivons tout de même assez bien si cela est fait avec tact et mesure. La plupart des maîtres de stage sont raisonnables, bienveillants, présents d'un point de vue pédagogique, et conscients du service qu'on leur rend.

Mais cela peut-être plus difficile à vivre pour certains internes qui ont le sentiment d'être exploités. Et cela arrive. Un nombre très important de consultations quotidiennes, en « remplaçant » réellement le maître de stage, qui vaque à d'autres occupations pendant ce temps : visites au domicile, vacation hospitalière, ou tout simplement temps libre ! Et là, le déséquilibre se crée parce qu'on a l'impression de travailler à sa place et d'encaisser l'argent pour lui sans en percevoir un iota.
Pas évident de parler de ce problème car on nous répondrait : « Bah oui ! mais c'est normal, vous n'êtes pas encore docteur, et puis c'est un stage pour la formation, vous êtes supervisés. » Heu oui. Mais c'est aussi une période de notre internat où on aurait tout à fait le droit de faire de vrais remplacements rémunérés, en plus de notre salaire d'interne. Tout ça n'est pas évident à gérer.
L.B.

Le meilleur stage de ma vie

Je viens de finir mon SASPAS. C'est le meilleur stage que j'ai fait de mon internat. J'étais dans un cabinet, avec deux médecins généralistes, situé dans un quartier réputé défavorisé. Ça a été six mois géniaux et vraiment un plaisir de travailler avec les différents médecins et secrétaires.
Au cabinet, j'étais entièrement autonome, avec mon propre bureau, ma propre consultation et à la fin, même, mes propres patients. Bien sûr, en cas de besoin, je pouvais toujours demander de l'aide, tout le monde était très disponible. J'ai pu appréhender de bout en bout tout le fonctionnement d'un cabinet de médecine générale. J'ai même appris tout ce qui concerne la gestion, les impôts, la compta, les logiciels, toutes ces choses pour lesquelles on n'est presque pas formés par la fac. Je sais que ça me servira énormément plus tard.
Puis on a vraiment pu travailler tous ensemble, se partager les infos, discuter des prises en charge, améliorer le suivi des patients. Chacun pouvait donner son avis d'une façon égale. J'étais déjà sûre de vouloir faire de la médecine générale, mais là j'ai vraiment une vision très précise de quel genre de médecin je veux être et quel genre de cabinet je veux avoir. Les patients étaient formidables chacun à leur manière. J'ai appris à m'adapter au mieux à chacun d'eux, comment comprendre le vécu d'une maladie, d'une situation. J'ai appris qu'en pratique rien ne se passe comme dans les livres, ou même comme à l'hôpital où tout est extrêmement « protocolisé ».
En ville, si on veut prendre en charge correctement un patient, il faut d'abord le convaincre que cette prise en

charge est bonne pour lui. Il ne s'agit pas de la lui imposer. Rien ne l'oblige à suivre nos prescriptions. C'est pour cela, qu'il faut prendre le temps de les connaître, de leur expliquer, de comprendre leur point de vue. Ce n'est pas toujours évident, parfois on manque de temps ou de patience, parfois on est frustré d'avoir raté une consultation ou inquiet à l'idée d'être passé à côté de quelque chose. Mais ces inconvénients n'arrivent pas à la cheville des avantages. Il me tarde d'avoir fini mon internat pour pouvoir me consacrer pleinement à la médecine de ville. En attendant, je commence quelques remplacements dès la semaine prochaine dans ce fameux cabinet.
M.L.

Si j'avais su...

Stage ambulatoire niveau 1 : l'occasion rêvée pour sortir de l'hôpital et se rendre compte du vrai métier qui m'attend plus tard. Je n'ai pas pu aller en stage dans un cabinet de ville pendant mon externat... Nous étions trop nombreux, et pas assez de place...
La première semaine de stage, je me suis dit que c'était peut-être à cause des vacances scolaires : peu de monde, quelques bronchites, angines, renouvellements d'ordonnance...
La deuxième semaine, je me suis dit que c'était le retour des vacances scolaires : arrêts de travail, insomnies, mal de dos...
À la fin du premier mois de stage, je me suis dit que cela devait venir de la localisation du cabinet : des patients un

peu aisés qui se plaignent de tout mais n'ont jamais rien, qui trouvent que 23 euros c'est trop cher pour 20 minutes de consultation et qui savent mieux que le médecin de quoi ils souffrent et ce dont ils ont besoin.

Au bout de trois mois, je me suis dit que c'était à cause de mes maîtres de stage. L'une, dépressive, en plein burn-out, incapable de prendre une décision, tellement bordélique qu'elle ne retrouvait même pas son stéthoscope. L'autre, hyperactive, sans vie de famille, overbookée, voyant plus de 40 malades par jour, chacun en 5 minutes, prescrivant des antibiotiques à tout va.

À la fin des six mois de stage, je me suis dit qu'en fait, cela devait venir de moi. Non, je ne suis pas fait pour ça. La bobologie, voir des gens qui se plaignent à longueur de journée, qui ont plus besoin d'un psy ou d'un curé que d'un médecin, c'est décidément pas mon truc ! J'ai pas fait toutes ces années d'études pour prescrire des antibiotiques, rédiger des certificats et des arrêts de travail ou me faire engueuler quand je ne leur prescris rien !

Et puis je me suis dit : super comme constat, mais maintenant que t'y es, tu vas faire quoi ?

T.Z.

Moi quand je serai grande je serai docteur comme elle…

Docteur M., elle est géniale. Ils l'adorent. Je l'adore.

Ils, ce sont ses patients. Ses patients à elle. À elle toute seule.

Moi, je suis l'une de ses nombreuses internes à passer six mois à ses côtés.

Six mois pour découvrir la médecine générale. La médecine ambulatoire, la médecine de famille. Six mois pour apprendre à gérer tous patients, toutes pathologies. Apprendre à diagnostiquer avec la clinique et les moyens du bord, apprendre à adresser aux autres spécialistes et à l'hôpital uniquement quand il est vraiment nécessaire, apprendre à expliquer, réconforter, accompagner, apprendre à guérir mais surtout à soigner.
Comprendre que cette médecine-là ce n'est pas seulement traiter des otites, des angines et faire des arrêts de travail. Comprendre le vrai rôle du médecin traitant et son importance au sein de notre société actuelle.
Docteur M., elle est partout tout le temps. Comment fait-elle ? Elle gère sa famille, mari, enfant, petits-enfants, ses externes, ses internes, sa remplaçante, ses patients, elle est au courant des dernières recommandations, publications, répond au téléphone, fait les visites à domicile entre midi et deux, donne les cours à la fac, va à la gymnastique, écrit des bouquins... Et elle le fait bien. Vous verriez sa façon d'appeler ses patients en salle d'attente, de les écouter, de les rassurer. Un mélange de douceur et d'autorité bien dosée, en toute humilité. À tous les maux une réponse. Ne pas trop prescrire pour ne pas nuire, répondre par autre chose que les médicaments, anticiper les souffrances, accompagner et soulager la douleur.
Ce matin-là une jeune femme est entrée pour la première consultation de son nouveau-né, arrivé 8 jours avant. J'ai vu les yeux du docteur M. briller d'émotion. La patiente m'a expliqué que le docteur M. la suivait depuis sa naissance, puisqu'elle était le médecin de sa mère.
Et là je me suis dit : c'est génial, je veux faire pareil.
A.M.

QUELQUES INFORMATIONS, EN BREF

Après de nombreux stages à l'hôpital, les internes en médecine générale sont enfin réellement confrontés à la médecine de ville. Comment sont-ils formés ? Quel est leur rôle au sein des cabinets ? Qui sont leurs maîtres de stage ? Ont-ils tous la même formation ? Celle-ci est-elle adaptée ? Comment sont-ils rémunérés ? Ces différents points sont développés dans ce chapitre.

1. LE STAGE AMBULATOIRE DE NIVEAU 1 :

Il consiste à accueillir un interne de médecine générale, généralement en 3e ou 4e semestre dans un cabinet de médecine générale, afin de compléter sa formation par un stage pratique, qui refléterait au mieux son futur exercice professionnel. Le stage se déroule en continu sous la responsabilité d'un maître de stage.

Ce stage, obligatoire pour valider la maquette du DES de médecine générale, se déroule sur six mois, dans un ou plusieurs sites d'exercice, à raison de neuf demi-journées par semaine. L'interne a un seul ou plusieurs maîtres de stage des universités (MSU). Le ou les MSU doivent être présents, à leur cabinet ou dans le centre de santé, en même temps que l'interne, et organiser progressivement les différentes phases du stage.

Le stage comporte trois phases :
- une « phase passive » ou « phase d'observation » au cours de laquelle l'interne se familiarise avec l'environnement de la médecine ambulatoire. Il assiste aux consultations de son maître de stage,
- une « phase semi-active » ou « phase de supervision directe » au cours de laquelle il peut exécuter des actes en présence du maître de stage et intervenir jusqu'à diriger la consultation,

- une « phase active » au cours de laquelle il peut accomplir seul des actes sous la « supervision indirecte » du maître de stage.
Ces trois phases se succèdent et s'intriquent dans le temps.
L'interne accomplit tous les actes qu'effectue le maître de stage si ce dernier estime pouvoir les lui confier : consultations, visites, actes techniques, gestion du cabinet médical...
Durant la phase « active », au moins l'un des maîtres de stage doit être joignable en permanence, et pouvoir intervenir si nécessaire.
Le stagiaire ne peut recevoir de rémunération, ni de son maître de stage, ni des patients (ne touche rien de l'argent des consultations). L'interne reste payé par le service public.

2. LE STAGE AMBULATOIRE DE NIVEAU 2 OU STAGE AUTONOME EN SOINS PRIMAIRES AMBULATOIRE SUPERVISÉ (SASPAS) :

Il s'agit d'un stage en autonomie, effectué en 5e ou 6e semestre, pendant lequel l'interne consulte seul, dans un cabinet de médecine générale ou dans un centre de santé. Ce stage n'est pas obligatoire pour valider le DES de Médecine Générale.
Le stage se déroule à temps-plein, soit onze demi-journées par semaine. Six demi-journées au moins doivent être consacrées à un travail de consultation en soins primaires ambulatoires. Les cinq autres demi-journées peuvent être consacrées à d'autres activités en soins primaires ambulatoires en rapport avec ses besoins de formation (consultation de PMI, pplanning familial, alcoologie).
Le choix du terrain de stage diffère en fonction des facultés. Il n'y a pas de législation fixe. L'ordre de classement à l'ECN n'est pas ici un critère pour pouvoir choisir avant ou après les autres internes.
Dans cette structure, l'interne bénéficie :

- d'une supervision indirecte (révision des dossiers des patients, à distance des consultations).
- d'un recours en supervision directe par un des maîtres de stage.
- d'un recours téléphonique auprès du maître de stage d'astreinte.

3. COMMENT DEVIENT-ON MAÎTRE DE STAGE DES UNIVERSITÉS (MSU) ?

Les médecins généralistes qui souhaitent accueillir des internes dans leur cabinet, que ce soit en niveau 1 ou en niveau 2, doivent soumettre leur candidature auprès du Département de Médecine Générale (DMG) de leur choix. Devenir MSU requiert une formation pédagogique minimale, et implique de continuer régulièrement à se former à la pédagogie.

Les MSU sont agréés par l'Agence Régionale de Santé (ARS) lors de la commission annuelle d'agrément. Comme pour les stages hospitaliers, l'agrément est prononcé pour un an renouvelable une fois, ou pour cinq ans.

Rémunération du MSU

La rémunération de maître de stage se partage en :
- Une rémunération « directe » : honoraires pédagogiques dont le montant est fixé par arrêté interministériel, à raison de 600 euros par mois pour un interne de niveau 1 ou 2 (à partager entre les différents MSU d'une même maquette de stage).
- Une rémunération « indirecte » : les honoraires générés par les consultations en supervision indirecte assurées par les internes de niveau 1 ou 2. Le maître de stage perçoit la totalité des recettes des consultations faites par l'interne.

CHAPITRE 7

SOCIAL ET FINANCES

Me suis fait avoir...

Je viens de me rendre compte d'une chose, selon la loi : le service de garde normal comprend une garde par semaine et un dimanche, ou jour férié, par mois. En théorie, dans ce cadre, chaque garde de nuit de 12 heures est indemnisée 119,02 euros et chaque garde qui vient se rajouter au service de garde normal doit être indemnisée 130,02 euros. Je viens de ressortir tous mes bulletins de salaire et tous mes vieux agendas d'interne, toutes mes gardes ont été indemnisées 119,02 euros, y compris celles en plus du service de garde normal...
M.L.

C'est combien ?

On dit que les études de médecine sont « gratuites ». Effectivement, contrairement aux grandes écoles où les élèves doivent parfois faire des emprunts pour financer leurs études, les frais de scolarité en médecine sont relativement restreints.
Bien, très bien ! Des études ouvertes à tous alors ?
Je souhaiterais, avant toute conclusion hâtive, éclaircir quelques faits...
Chaque mois d'octobre et durant minimum neuf ans, nous devons débourser une somme non négligeable au regard des indemnités perçues, pour nous inscrire à l'université. Ainsi, en entrant en 2e année d'internat, j'ai payé 494,57 euros à ma faculté. De plus, réalisant un DU de gynécologie dans une autre faculté, j'ai également dû débourser 361,57 euros (et encore, la secrétaire voulait me faire payer une seconde fois la Sécurité sociale, pourtant comprise lors de ma première inscription). Soit un total de 856,14 euros. En contrepartie, mon salaire mensuel pour cette même année s'élevait à 1652,38 euros. Donc plus de la moitié s'est volatilisée ce mois-ci dans mes inscriptions. J'ai heureusement fait quelques gardes pour compenser ! En considérant le temps passé à la faculté (ma formation se limitant très franchement à l'hôpital), je trouve la somme légèrement exagérée...
Je repense également à l'argent dépensé dans mes nombreux bouquins de médecine. Pour préparer l'internat, nous sommes nombreux, très nombreux, à avoir acheté un, voire plusieurs livres, par matière (j'en compte plus d'une trentaine chez moi, dont les prix varient de 10 à plus de 40 euros !). Et impossible de les revendre d'occasion ! Après

avoir bûché dessus pendant les trois années de préparation à l'internat, les livres sont généralement devenus illisibles (gribouillés et « stabilotés » à chaque ligne, souillés d'innombrables taches de café), et surtout totalement dépassés (la science avance à grands pas!).

Enfin, les premières années de médecine sont longues et studieuses. Difficile d'assurer un job au quotidien pour se payer ses études. Et ce n'est pas la maigre contribution lors de l'externat (grossièrement, entre 100 et 250 euros par mois suivant l'année) qui aide. Bref, merci aux gentils parents pas trop fauchés qui m'ont aidée financièrement jusqu'à l'internat!

Alors je ris doucement lorsque l'on m'affirme avec assurance, voire dédain, que si je ne gagne pas beaucoup, c'est aussi parce que mes études ne m'ont rien coûté!

Oui, sauf que les études durent neuf ans et qu'à 27 ans, je dois encore payer mes inscriptions à la faculté alors que mon quotidien est bien éloigné de celui d'un étudiant (je travaille, j'ai des responsabilités, je n'ai pas trois mois de vacances par an!). En comparaison, mes amis devenus commerciaux, ou ingénieurs, ont terminé leurs études il y a environ 3-4 ans et ont pu, avec un salaire bien plus conséquent dès le début de leur expérience professionnelle, rembourser rapidement leur emprunt!

J.L.

Droit au chômage!!!

En tout bien tout honneur, je pensais qu'à la fin de l'internat, on avait peut-être droit au chômage.

Je ne sais pas... suis naïve hein ?

En même temps, quand on est salarié et que le contrat prend fin, non pas parce qu'on démissionne, mais parce que c'est l'institution qui dit que notre contrat se termine, ça ressemble à un licenciement non ?

Et donc, pourquoi on ne pourrait pas toucher le chômage étant donné qu'on a été salarié pendant au moins trois ans et qu'on ne démissionne pas volontairement ?

Ah, parce qu'on ne cotise pas pour le chômage. Ah... je ne savais pas.

On cotise pour la retraite ou pas ? Ah si, quand même ? Vous êtes sûrs ? Non ? Ah...

Et si l'interne qui vient juste de terminer son internat, il ne trouve pas de travail ? - *Mais si, il va en trouver. Forcément, y a tellement besoin de médecins de nos jours !*

Oui mais si pendant un, deux voire trois mois, il ne trouve pas de travail, pas de remplacement, pas de poste hospitalier, qu'il ne veut ou ne peut pas s'installer... il a quoi comme revenu à la fin du mois ?

Ah vous croyez qu'il a économisé ? Ah... peut-être.

Mais bon quand même... il vit comment ? Il n'a pas le droit au chômage ? Après avoir donné tant d'heures au service public ? Ah, il n'a pas signé de contrat, il n'a pas de contrat. Son salariat entre dans le cadre de ses études. Il n'a pas de réel statut ? Ah, d'accord.

« Vous savez, si on commence à donner le chômage aux jeunes médecins, on n'a pas fini. Faut pas faire comme si vous les médecins vous étiez malheureux, dans quelques années vous serez riches ! »

A.M.

À vos porte-monnaie !

Moi, à la fin de l'internat, j'ai dû :
- déménager, payer des frais d'agence exorbitants, m'acheter un nouveau frigo, une nouvelle machine à laver ;
- me payer une voiture pour effectuer mes remplacements au fin fond de la banlieue parisienne ;
- investir dans un nouvel ordinateur pour faire ma thèse (le vieux m'ayant lâché !).
Et ce n'est pas les maigres économies réalisées sur toute la durée de mon internat qui m'ont permis de dépenser autant ! Alors merci Papa, merci Maman. Promis, je vous rembourse dès que je suis riche !
B.T.

Salarié ou étudiant ?

Le statut de l'interne est (un peu) vague.
Encore étudiant ? Peut-être : cours à la fac, frais d'inscription, carte d'étudiant... Mais pas autant de vacances qu'un réel étudiant, et un vrai métier à plein-temps tout de même ! Vous me direz « super, les réduc et les entrées gratos » sauf qu'à presque 28 ans, c'est fini tout ça !
Plutôt salarié alors ? Peut-être : un (vrai) salaire, la Sécurité Sociale, cinq semaines de congés payés annuels, des feuilles de paye... Mais par contre, pas de contrat signé avec qui que ce soit.
Alors étudiant ou salarié ? On a demandé ce qu'on était réellement. Aux bonnes personnes même. La réponse : personne ne sait.
L.B.

Que reste-t-il ?

	Salaire mensuel net de l'interne en médecine générale de dernier semestre (bac +9)	Loyer mensuel pour un 25m^2 (en moyenne)
Paris	1832.08 euros	775 euros
Charleville Mézières	1832.08 euros	175 euros
Agen	1832.08 euros	183 euros
Cannes	1832.08 euros	336 euros

« Au loyer, ajoutez : les frais de nourriture et d'entretien, le transport, l'inscription à la faculté, l'électricité, le chauffage, les bouquins, le téléphone... »

« Vous croyez qu'on vit comment ? »

« Et la prostitution des internes, personne n'en parle ? »

T.T.

QUELQUES INFORMATIONS, EN BREF

Les internes ? Quel statut ont-ils au sein de la société française ? Quels sont les points et problèmes financiers auxquels ils sont confrontés ? Sont-ils des salariés ou des étudiants ? Des étudiants salariés dans le cadre de leurs études ? À quoi ont-ils droit ? À quel régime appartiennent-ils ?

1. RÉMUNÉRATION :

D'après le Code de Santé Publique, les internes reçoivent au cours du troisième cycle d'études médicales une formation à la fois théorique et pratique, à temps-plein sous le contrôle des universités. Ils exercent des fonctions rémunérées hospitalières (dans des centres hospitaliers universitaires ou des établissements hospitaliers) ou extrahospitalières (dans des organismes agréés extrahospitaliers, des laboratoires agréés de recherche, ou sous forme de stages auprès de praticiens, de centres de santé ou de structures de soins alternatives à l'hospitalisation). Quels que soit la spécialité choisie et le lieu de formation, les internes perçoivent la même rémunération.

Le montant des salaires des internes en médecine est fixé par arrêté et il est différent en fonction de leur année d'étude :

PERSONNELS CONCERNÉS	MONTANTS (bruts annuels) au 1er juillet 2010 (en euros)
internes de 5e année	25 348, 46
internes de 4e année	25 348, 46
internes de 3e année	25 348, 46
internes de 2e année	18 273, 81
internes de 1re année	16 506, 09

Les internes reçoivent, en plus de leur rémunération, des indemnités annuelles brutes :
- majoration pour ceux qui sont non logés et non nourris : 998,62 € ;
- majoration pour ceux qui sont non logés mais nourris : 332,32 € ;
- majoration pour ceux qui sont non nourris mais logés : 666,29 €.

2. STATUT ADMINISTRATIF ET SOCIAL :

Praticien en formation spécialisée, l'interne est un agent public. Il consacre la totalité de son temps à ses activités médicales et à sa formation. Ses obligations de service sont fixées à onze demi-journées par semaine, comprenant :
- neuf demi-journées d'exercice dans la structure d'accueil. Sa durée de travail ne peut excéder quarante-huit heures par période de sept jours
- deux demi-journées par semaine consacrée à la formation universitaire

Les internes sont soumis au règlement des établissements ou organismes dans lesquels ils exercent leur activité. Ils ne peuvent en particulier, sous peine de sanctions disciplinaires, s'absenter de leur service qu'au titre des congés prévus et des obligations liées à leur formation théorique et pratique. Ils disposent de cinq semaines de congés payés par an.

Sécurité sociale : les internes sont affiliés au régime général de la Sécurité sociale.

Retraite : les internes bénéficient du régime de retraite géré par l'institution de retraite complémentaire des agents non titulaires de l'État et des collectivités publiques.

Contrat de travail : L'interne reçoit une lettre de nomination ou d'affectation qui fait office de contrat de travail. Il ne signe ni contrat ni de convention de stage.

3. LES GARDES ET ASTREINTES :

Il est obligatoire pour tout interne de participer au service de gardes et astreintes de l'établissement dont il dépend. Ces gardes sont comptabilisées dans ses obligations de service à raison de deux demi-journées pour une garde. Mais il peut assurer une participation supérieure au service normal des gardes. Légalement, il doit bénéficier d'un repos de sécurité à l'issue de chaque garde de nuit.

La rémunération des gardes est réévaluée annuellement en même temps que la grille de rémunération des internes.

Ainsi, pour chaque garde effectuée au titre du service de garde normal (12 heures de travail), les internes perçoivent une indemnité forfaitaire de pénibilité fixée depuis juillet 2010 à 119,02 euros bruts.

Pour chaque garde de nuit, ou demi-garde, effectuée en sus du service de garde normal, les internes perçoivent une indemnité forfaitaire de 130,02 euros brut pour une garde, et 65,01 euros brut pour une demi-garde.

Pour le travail supplémentaire effectué, lorsque la permanence des soins l'exige, les samedis après-midi, dimanches et jours fériés, l'interne perçoit une demi-garde par demi-journée. Le total des indemnités mensuelles perçues par les internes ne peut excéder, pour quatre semaines, 1 904,35 euros (équivalant à 16 gardes) et, pour cinq semaines, 2 380,44 euros (équivalant à 20 gardes) en plus du salaire de base.

4. FRAIS D'INSCRIPTION AUX DES, DESC ET DU :

À l'issue de leur 3e cycle d'études médicales, les internes obtiennent, outre le diplôme d'État de Docteur en médecine, un diplôme d'études spécialisées (DES) qui leur permet d'exercer la spécialité choisie.

Le montant des frais d'inscription est fixé chaque année par un arrêté conjoint du Ministère de l'Enseignement supérieur et de la Recherche et du ministre chargé du budget

Le montant total des droits d'inscription 2011/2012 s'élève à 494,57 euros pour le DES et à 655,57 euros pour le DESC et comprend :

- Scolarité (obligatoire) : 442,00 euros.
- FSDIE : (Financement amélioration vie étudiante) (obligatoire) : 16 euros.
- Médecine préventive (obligatoire) : 4,57 euros.
- Service de documentation (bibliothèque) (obligatoire) : 32 euros.
- Sport (facultatif) : 12 euros.
- Pour une inscription en DESC 2e diplôme : 161 euros.

Inscription aux Diplômes universitaire (DU) et interuniversitaire (DIU)

Les universités peuvent fixer librement les frais de scolarité d'un diplôme d'université à la différence des frais des diplômes nationaux.

À titre d'exemple, si l'on veut faire un DU à la faculté Paris-Diderot, il faut en premier lieu avancer les frais d'inscription à la faculté qui s'élèvent à 249,57 euros. Puis, les tarifs varient selon le DU demandé. De 200 euros pour un DU de Pathologie Maternelle et Grossesse, à 950 euros pour un DU de Dermatologie Esthétique, Laser et Cosmétologie.

CHAPITRE 8

LA THÈSE

En piste !

Ah la thèse ! Pour la majorité des gens, ça évoque des années de travail, de recherche, enfermé dans une bibliothèque ou un laboratoire. Un travail laborieux mais passionnant, qui apporte pleine satisfaction.
Et bien en médecine, ce n'est pas du tout ça ! Entre longues journées à l'hôpital et week-ends de garde, difficile d'y apporter un tel engagement. Surtout si l'on veut garder une vie sociale en dehors.
Alors on tente de trouver un sujet à la va-vite (tiens, tiens... à la faculté, ils m'ont proposé d'étudier les étudiants en médecine ? Bon, ça ne me passionne pas vraiment mais au moins je suis sûr que le sujet sera validé !), un directeur de thèse qui pourra par la même occasion publier (histoire de se pavaner un peu au milieu des copains), quelques pauvres cobayes qui devront répondre à nos questionnaires

et un gentil interne de santé publique qui fera nos analyses statistiques...

Et une fois que tout est bouclé, c'est l'apogée, l'apothéose, l'ultime reconnaissance ! Sans ça, pas de plaque dorée sur le mur du cabinet, ni de docteur Untel inscrit à l'Ordre des médecins.

On fait venir papa-maman (qui n'y comprendront rien mais qui seront très fiers), toute la troupe d'amis... ou plutôt de pique-assiettes (y'aura bien du champagne et des petits fours à la fin), on s'entraîne à lire le Serment d'Hippocrate (parce qu'avec toute cette émotion, la voix va bien se mettre à chevroter), et on croise les doigts en espérant ne pas être trop ridicule devant le jury. Bref, une mascarade, une mise en scène digne d'un vrai théâtre de boulevard (sans les costumes ni les perruques, dommage...).

Je suis très mauvaise comédienne. Est-ce pour cela que je n'ai ni sujet, ni directeur de thèse à quelques mois de la fin de mon internat ?

B.T.

Admettons...

La thèse, c'est quelque chose qui semble loin quand on commence ses études de médecine. On pense au grand-père, à l'oncle ou au grand cousin qui l'a passée, il y a plus ou moins longtemps. On se dit que ça va finir par arriver mais bon, on ne s'en soucie pas trop au quotidien. Et d'un seul coup, on est en dernière année. Dernière année d'internat, soit neuvième ou dixième année d'études. Et bien, c'est

passé vite on dirait ! Et là, c'est l'affolement général. Faut que j'aie soutenu ma thèse dans moins d'un an si je veux avoir un poste quelque part ! Ou alors, en fait non, j'attends, je la passerai plus tard, je n'en ai pas besoin si je veux faire simplement des remplacements… Non, allez, faut se motiver, comme ça, ça sera fait. Il paraît qu'il y a des femmes qui ne l'ont jamais passée, elles ont fait toutes les années de médecine et ne peuvent pas exercer aujourd'hui…
Ça semble si compliqué : trouver un sujet, un maître de thèse, un jury… Et puis surtout, trouver du temps… Quand est-ce que je vais faire ce truc ? En rentrant de 24 heures de garde, entre deux consultations au cabinet, le dimanche ou entre minuit et 2 heures du matin ? Non, ce temps il est déjà pris ! Pour finir mes RSCA, mon mémoire de DIU, et accessoirement pour ma vie privée…
Admettons que je trouve un sujet, qui m'intéresse un peu et que je prenne plaisir à la faire cette p… de thèse, admettons que ma fiche soit acceptée, que mon directeur de thèse, une fois trouvé, ne soit pas overbooké par ses neuf autres thésards et tutorés et puisse m'accorder un peu d'aide (et de compassion ?), admettons que je sois dans les temps et que tout soit bouclé pour la fin de l'année, moi j'ai un peu de mal avec une chose… le serment d'Hippocrate. Le fameux… selon la tradition… C'est bien beau de prêter serment, mais est-ce qu'on est sûr de le tenir ? Est-ce que l'on n'est pas déjà en porte-à-faux en levant la main et en disant particulièrement : « Je ferai tout pour soulager les souffrances. Je ne prolongerai pas abusivement les agonies. Je ne provoquerai jamais la mort délibérément. » ??? Est-ce qu'on est obligé de le dire ?
A.M.

Va falloir y passer...

Je me souviens, quand au bout de quelques mois d'internat, j'ai commencé à entendre autour de moi « et alors toi, ton sujet de thèse ? ». Aaaah... dure question... et vaste programme... Au début, on se dit qu'on a le temps, que le jour viendra où on s'en occupera. Mais, pour ma part, ce jour ne venait pas vraiment ! Alors un jour, on se dit que là, on n'a plus le choix, il faut se lancer. « Ah oui... mais je vais parler de quoi moi ? »

J'ai eu l'impression qu'autour de moi, tout le monde avait déjà choisi son sujet, comme s'ils se réveillaient un matin en se disant : « Ah tiens, je vais travailler sur ça ! » Mais moi, je n'avais pas envie de faire une thèse, franchement, c'était pour moi la pire corvée. Sauf qu'on ne peut pas y échapper. Et puis, plutôt consciencieuse, je ne voulais pas me retrouver acculée au dernier moment par une tonne de travail à abattre. Sauf qu'on se demande par où il faut commencer ! Parce qu'une multitude de tâches se dressent devant nous et qu'on n'a pas forcément les solutions, qu'on se sent bien seule.

Trouver un sujet... ou plutôt trouver un sujet qui plaise à la fac, car c'est surtout ça l'enjeu. Puis trouver un directeur de thèse, puis un jury de thèse, puis... le temps pour faire tout ça ! Car ce n'est pas entre les journées passées à l'hôpital, les gardes, les week-ends à travailler, la rédaction des « traces d'apprentissage », que l'on peut trouver du temps pour rédiger cette thèse. Alors le temps, si, on le trouve. Et aux dépens de quoi à votre avis ? Bah comme d'habitude... on commence à avoir l'habitude après dix ans d'études médicales derrière nous : de la vie privée, pardi !

Alors rebelote, on met de côté les amis, le chéri, le shopping et le farniente, et on passe nos journées branchées sur PubMed à chercher des articles médicaux. Youpi quoi !
Au début ça paraît une immense montagne inatteignable. Et même pas sûr qu'on atteigne le sommet un jour, et puis pour quoi faire après tout. La thèse, ce n'est pas une vocation ni une partie de plaisir. Soyons francs, c'est une corvée, une obligation. Mais après ça, les gens pourront m'appeler « docteur », pour de vrai, parce que je l'aurai ce foutu doctorat en médecine. Et puis ma plaque dorée vissée au mur, elle sera belle et brillante. Maintenant, va falloir s'entraîner à lire le serment d'Hippocrate, le soir devant le miroir, les cheveux en vrac, une main levée avec foi et conviction, la brosse à dents dans l'autre.
L.B.

Qui veut de moi ?

Un jour, il a bien fallu que je m'occupe de ma thèse. J'ai d'abord essayé de voir comment les autres se débrouillaient. La plupart ont eu la chance de rencontrer à un moment donné quelqu'un qui leur a proposé un sujet, les autres galèrent... Je suis plutôt dans la 2e catégorie. J'ai fini par choisir un sujet, il ne me restait plus qu'à trouver un directeur de thèse.
Deux possibilités : convaincre un médecin disponible mais qui n'a jamais ou presque suivi de thèse, ou convaincre un des médecins du DMG (Département de Médecine Générale), overbooké par ses activités extra-médicales, qui

suit dix thèses en même temps, mais qui sait (à peu près) de quoi il parle.
Je préférais la deuxième possibilité. Le problème était que, n'ayant jamais trop aimé m'attarder à la fac, je ne connaissais personne. Je me suis donc renseignée auprès d'autres internes, auprès de mon tuteur, qui m'a gentiment dit qu'il ne voyait pas en quoi mon sujet pouvait faire l'objet d'une thèse – sans me conseiller davantage – et auprès de toutes les personnes qui pouvaient de près ou de loin m'orienter. Au bout de plusieurs semaines, je commençais sérieusement à m'inquiéter et à me dire que je ne m'en sortirai pas, quand enfin, on m'a donné le nom d'une personne qui pouvait être intéressée. J'ai récupéré son mail, j'ai dû insister pour avoir une réponse, et j'ai obtenu un entretien. J'y suis allée un peu stressée, heureusement, ça s'est très bien passé et j'ai trouvé mon directeur de thèse.
M.L.

Médecine générale, sinon rien !

J'ai 29 ans. Deux enfants. Je termine mon internat avec un an et demi de retard (pris pour m'occuper d'eux). Dans un mois c'est fini et j'ai la chance d'enchaîner sur un poste d'assistante dans un service de soins palliatifs près de chez moi. Le bonheur !
Cet après-midi, je soutiens mon DES. Dernière étape (enfin !). J'ai soutenu ma thèse il y a un mois, avec succès. On m'a dit que le DES c'était une formalité. Formalité dont je ne peux me passer pour prendre mon poste d'assistante. Sans DES en poche, pas de poste.

Je suis censée leur présenter mon portfolio et mon travail de thèse. 20 minutes, petit power point, quelques questions et je file aller chercher les loulous à la crèche.
– Merci Madame, nous allons délibérer.
Quelques minutes plus tard :
– Madame, nous ne pouvons valider votre DES aujourd'hui étant donné que votre sujet de thèse ne correspond pas à un sujet de recherche en médecine générale (*mon sujet de thèse portait sur la prise en charge nutritionnelle des patients atteints d'un cancer de l'œsophage*). Vous devez réaliser un mémoire sur un thème portant sur la médecine générale afin de pouvoir être validée. La prochaine session de validation aura lieu dans six mois.
– … ???? Excusez-moi mais je ne comprends pas…
– Votre thèse ne suffit pas pour valider votre DES. Elle ne colle pas aux objectifs de la médecine générale du coup, on vous demande de faire un mémoire en plus afin de vérifier que vous avez compris quelles sont les compétences à acquérir en médecine générale et que vous fassiez un vrai travail de recherche correspondant à votre spécialité de médecin généraliste.
– Mais, mon sujet de thèse a été accepté par votre propre commission des thèses, comme étant compatible avec une thèse de recherche en médecine générale !
– Et bien… la commission a fait une erreur. Et c'est sans appel.

Nombreux sont les internes qui ont entendu parler de cette triste histoire…
« Il fallait faire un exemple » qu'ils ont dit au département…
A.L.T.

Le mystère de la fiche de thèse

Comment faire une thèse avec un directeur de thèse ayant peu d'expérience – et aucune en fiche de thèse – et n'appartenant pas au département de médecine générale ?
Réponse de la première commission de fiche de thèse, après plusieurs mois d'attente : « Votre sujet est très intéressant mais la méthode doit être approfondie. »
Réponse de la deuxième commission après un plus ample travail de ma part : « Le sujet est très intéressant, il pourrait s'agir d'un travail exemplaire, mais votre thèse n'est pas assez ciblée médecine générale. »
Réponse de la troisième commission après plusieurs mois supplémentaires d'attente et l'ajout d'un co-directeur de thèse, appartenant au département de médecine générale : « Acceptée. »
P.-S. : Un mois plus tard une quatrième réponse de la commission – non sollicitée –, à mon grand désespoir : « Modifications à faire, sujet par ailleurs très intéressant. »
Allo département de médecine générale que dois-je faire, ma fiche est-elle validée oui ou non ?? : « C'est très embêtant comme situation, on aurait préféré que vous ne nous en parliez pas ! » !!!
C.R.

Vous avez dit médaille ?

« Félicitations, vous recevez le titre de Docteur en médecine, avec en plus une médaille d'argent ! »

Ah une médaille ? Mais elle sert à quoi celle-là ? Personne ne m'en a parlé ! C'est gentil dis donc !
« Mais attention, pour pouvoir valider cette médaille, il faut que vous publiiez votre thèse sous forme d'article scientifique dans une revue ! »
Ah, je me disais bien... quand y en a plus, y en a encore...
A.M.

Les aberrations du système...

J'ai effectué un cursus d'études de médecine générale de 1989 à 1999.
J'ai validé le premier cycle, le deuxième cycle (tous les certificats, l'externat, le CSCT (Certificat de Synthèse Clinique et Thérapeutique)), le troisième cycle (cinq stages de résidanat, cours et épreuves théoriques).
J'ai tout fait à l'exception de la thèse d'exercice que je n'ai pas réussie à mener à son terme et à soutenir suite à « un accident de la vie ». Le genre d'événement qu'on ne peut pas prévoir et qui peut arriver à tout le monde, à n'importe quel moment de la vie.
J'ai toutefois remplacé régulièrement, à la fin du 3e cycle, dans un grand cabinet médical de groupe de 2000 à fin 2004 par le biais de licences de remplacement accordées par le conseil de l'Ordre.
J'ai repris récemment mon travail de rédaction de thèse, mais au moment de ma réinscription à la faculté, on m'a fait savoir que pour les étudiants médecins de l'ancien régime (à savoir ceux d'avant l'ECN) il y avait une date butoir de soutenance de thèse fixée à fin 2012.

Cette date butoir inclut également l'obtention d'une dérogation exceptionnelle que j'ai sollicitée auprès du Doyen de la faculté, mais ma demande est restée sans réponse.
Tout ceci suite à un décret sur la réforme des études de médecine sorti en 2004. Décret dont je n'avais pas notion...
Comment faire à présent ?
Sans être thésé, je ne peux guère avancer dans ma vie professionnelle. Ayant dépassé cette date butoir, ne vais-je jamais pouvoir être docteur en médecine ?
Face à cette situation qui me désole au plus haut point, je réfléchis actuellement aux possibilités de passerelles pouvant exister en vue d'une réorientation de carrière...
Si vous avez des idées, elles sont bien sûr les bienvenues...
Y.M.

Impasse administrative

Je suis dans une impasse administrative.
J'ai validé la totalité d'un cursus de neuf années de médecine générale à Paris.
J'ai effectué des remplacements en campagne les trois années qui ont suivi. Pour des raisons personnelles, je n'ai jamais soutenu ma thèse les quatre années suivantes.
Du fait d'un changement de régime d'étude, la scolarité ne m'autorise plus cette soutenance faute de réglementation.
Il n'est pas non plus possible de réintégrer l'Examen Classant National (ECN) du nouveau régime d'étude et refaire un internat, sur la base de mon 2e cycle (6 années).
Il n'est pas non plus possible de me représenter en 1re année, le PACES (ancien PCEM1) pour me conformer au

nouveau régime d'études, car on ne peut pas passer deux fois la première année.
Je suis donc dans une impasse administrative absolue, qui annule totalement le bénéfice de 12 années d'études et de pratique.
E.G.

Thésez-vous !

Je ne comprenais plus vraiment ce qui se passait. Chacun leur tour, les six membres du jury prenaient la parole :
« Alors moi, je l'ai connue il y a trois ans... blablabla... », « Moi, il est vrai que son stage fut difficile... », « Je pense que c'était l'une de mes plus brillantes internes... », « Moi... »...
Je ne savais plus si je devais sourire, acquiescer, répondre, me taire. J'avais juste envie de leur dire merci, mais taisez-vous ! J'aimerais bien faire mon topo, présenter mes diapos et allez boire un coup, que tout ça soit terminé et qu'on n'en parle plus !
C'est à mon tour de parler. Et là... rien. Rien ne sort. Je connais mon sujet par cœur, plus de deux ans que je bosse dessus. Des nuits entières passées à écrire, corriger, relire... à en avoir la nausée (en plus de celles provoquées par ma grossesse).
Je réalise qu'une fois commencé, mon speech va durer tout au plus 20 minutes, et qu'une fois terminé, ce sera fini. Le point final de ces 10 années d'études. Je regarde les membres de mon jury, choisi avec soin, je regarde ma famille et mes amis qui ont fait le déplacement pour assister à « ça » (« Non mais quand même, on y croyait plus que

t'allais les finir un jour ces études, on veut voir ça !»), et je regarde mon ventre rond et le bébé qui s'y cache.
C'était une belle aventure. Et cette thèse, même si peu de gens l'ont lue ou la liront, c'est un peu de moi que j'archive, que je confie à la B.U, aux étudiants qui, peut-être, iront la chercher pour avancer sur leur propre travail. Et puis dans moins d'une demi-heure, on m'appellera Docteur...
« C'est à vous Madame. Vous pouvez commencer. »
A.M.

QUELQUES INFORMATIONS, EN BREF

La thèse, c'est la dernière étape de notre cursus, la dernière formalité avant d'être docteur, le rite de passage obligatoire. Mais qu'est-ce que c'est exactement ? Comment choisir un sujet ? Qui peut être notre directeur de thèse ? Comment se passe la soutenance ? Autant de questions et autant de réponses à suivre !

1. C'EST QUOI LA THÈSE ?

La thèse de médecine, appelée aussi thèse d'exercice, a toujours couronné les études médicales au cours des siècles. Sa soutenance se fait avec plus ou moins d'apparat et de solennité. La thèse est définie dans le dictionnaire Robert comme « une proposition ou une théorie particulière qu'on tient pour vraie et qu'on s'engage à défendre par des arguments ». Le travail va constituer à accumuler des observations ou conduire une étude expérimentale, lire attentivement les données de la littérature et faire une démonstration qui doit aboutir à une conclusion précise, pour enfin défendre publiquement sa thèse devant un jury. Une thèse est un travail « original », ce qui en théorie signifie qu'il n'a pas déjà fait l'objet d'un article ou d'une thèse au cours des mois précédents.

En France, cette thèse d'exercice permet d'obtenir un diplôme d'État de docteur en médecine.

2. DE L'IDÉE DU SUJET À LA RÉDACTION :

Le sujet. La thèse d'exercice peut porter sur n'importe quel aspect de la médecine, sciences fondamentales, technique, description et analyse d'une pathologie, histoire, économie de la santé, etc. Pour ce qui est du DES de médecine générale, il faut avoir validé un mémoire spécifique au DES, ainsi que la thèse d'exercice, sauf si la thèse porte sur un sujet spécifique à la médecine générale, alors elle fait office dans le même temps de mémoire pour le DES

Le directeur de thèse. Tout Docteur en Médecine ayant ou non des fonctions enseignantes à la faculté de médecine a le droit de diriger une thèse de médecine… mais tous n'ont pas forcément la formation ni l'expérience nécessaire.

La fiche de thèse et la commission des thèses. Pour aider à structurer un projet de recherche valide et bien construit, les départements de médecine générale ont mis en place une commission d'enseignants en médecine générale, chargée d'examiner les projets de thèse des étudiants de leur faculté. La commission rend un avis argumenté sur la qualité scientifique du projet (avec des conseils) et juge si le travail projeté est suffisamment proche du soin primaire pour être considéré comme travail de recherche validant le DES de médecine générale.

Cette commission se réunit environ toutes les six semaines. Trois avis peuvent être rendus par celle-ci :

Projet accepté. Le projet est jugé en rapport avec la discipline de médecine générale, les objectifs sont raisonnables, la méthode prévue est adaptée : dans ce cas la thèse constituera le travail de recherche en médecine générale obligatoire pour la validation du DES de MG.

Projet ajourné. Cet avis est rendu lorsque le projet est en rapport avec la discipline, mais que les objectifs sont déraisonnables ou mal formulés. Dans ce cas la commission renvoie des conseils méthodologiques et il arrive qu'un de ses membres se mette en rapport avec le thésard pour l'aider à préciser son projet.

Projet refusé. Cet avis est rendu lorsque le projet n'est pas en rapport avec la discipline de MG, ou lorsque ses qualités scientifiques sont jugées trop faibles pour constituer un projet de recherche validant le DES de médecine générale. Cet avis n'empêche absolument pas l'étudiant de maintenir son projet et de passer sa thèse (s'il a un président de thèse) mais la thèse ne pourra être considérée comme travail de recherche en MG pour la validation du DES. L'étudiant devra donc obligatoirement, pour valider son DES, réaliser un mémoire de recherche en médecine générale.

Aucun travail de recueil de données ne doit être commencé par l'étudiant avant qu'il ait obtenu l'avis de la commission des thèses du DMG sur son projet.

3. FORMALITÉS POUR LA SOUTENANCE :

Le diplôme d'État de docteur en Médecine est obtenu à la fin du troisième cycle des études médicales. La thèse donne accès à l'inscription à l'Ordre des médecins et à l'exercice de la médecine, mais seulement après validation du DES.

Elle est préparée en général, en un an, le plus souvent dans la dernière année d'internat. Cependant, elle peut d'ores et déjà être soutenue après validation du troisième semestre de fonctions d'interne et au plus tard, trois ans après la validation du 3e cycle des études médicales.

Le jury. Le jury est composé d'au moins quatre membres (parmi lesquels le directeur de thèse), dont trois professeurs de médecine. Il doit être présidé par un professeur de médecine (PUPH).

Le président du jury. La loi n'autorise pas les professeurs de médecine générale (qui n'ont pour l'instant que le statut de professeurs associés) à présider les thèses de leur spécialité. En attendant que cela soit effacé par la nomination de professeurs titulaires de médecine générale, tout professeur de médecine peut présider la thèse. Il faut donc choisir le président, (si possible après avoir pris le conseil du directeur de thèse), parmi les spécialistes concernés par le sujet.

La soutenance. Elle est publique et dure environ 20 minutes. Jusqu'en 1990, cette soutenance était entourée d'un certain cérémonial, avec toge universitaire et formules consacrées. Ces traditions sont encore d'actualité dans certaines universités. Une tenue correcte reste exigée et les docteurs en médecine y prêtent généralement le serment d'Hippocrate :

« *En présence des Maîtres de cette Faculté, de mes chers condisciples et selon la tradition d'Hippocrate, je promets et je jure d'être fidèle aux lois de l'honneur et de la probité dans l'exercice de la Médecine. Je donnerai mes soins gratuits à l'indigent, et n'exigerai jamais un salaire au-dessus de mon travail. Admis(e) dans l'intérieur des maisons mes yeux n'y verront pas ce qui s'y passe, ma langue taira les secrets qui me seront confiés et mon état ne servira pas à corrompre les mœurs ni à favoriser le crime. Respectueux(se) et reconnaissant(e) envers mes Maîtres je rendrai à leurs enfants l'instruction que j'ai reçue de leurs pères. Que les hommes m'accordent leur estime si je suis fidèle à mes promesses. Que je sois couvert(e) d'opprobre et méprisé(e) de mes confrères si j'y manque.* »

Contraintes financières. Tout étudiant soutenant à compter de novembre devra reprendre une inscription administrative. Ce qui signifie que même si le troisième cycle est validé, que l'interne n'a plus de stage pratique ni de cours théoriques, il doit repayer les droits d'inscriptions à la faculté simplement pour avoir le droit de soutenir sa thèse si celle-ci n'est pas prête avant le 1er novembre.

Date de la soutenance. Après contact avec les membres du jury, la date de soutenance est déterminée par le Bureau des thèses de la Faculté de Médecine - Site Bichat. Cette date dépend des disponibilités des membres du jury. Les places pour les jurys de thèse de médecine générale étant limitées, elles sont attribuées en fonction de l'ordre de dépôts des exemplaires de thèse et des différentes annexes. Le candidat est convoqué par courrier.

Retrait des attestations de réussite, une fois la thèse soutenue :
- L'attestation de soutenance de thèse est délivrée dans la semaine qui suit la soutenance
- L'attestation de qualification n'est obtenue que lors de la validation du DES et du cursus de stages validé à jour.

Ces deux attestations de réussite sont exigées lors de l'inscription au conseil de l'Ordre des médecins afin d'obtenir les diplômes définitifs. Ceux-ci sont édités au plus tard six mois après la soutenance du DES ou de la thèse.

Les thèses d'exercice sont, par la suite, déposées à la bibliothèque de l'université de soutenance, et à la bibliothèque interuniversitaire de médecine (BIUM) rattachée à l'université Paris-Descartes.

CHAPITRE 9

LA VIE PRIVÉE

L'entourage : un soutien ? Ou pas...

Les études de médecine sont longues et difficiles, tout le monde le sait, cela n'a rien de nouveau ! Le temps consacré à écouter les patients, tenter de les comprendre et apporter des solutions nécessite beaucoup d'énergie et d'entrain. Alors, lorsque le moral retombe, lorsque nous sommes confrontés au doute, au manque de confiance ou au surmenage, on attend, nous aussi, de nos proches, un peu de compréhension et d'empathie. Pourtant les paroles sont parfois loin d'être réconfortantes... À croire que notre situation les laisse totalement indifférents, à moins qu'elle ne soit trop éloignée de leurs préoccupations quotidiennes ? Ainsi, j'ai totalement arrêté de parler de mon quotidien d'interne de médecine à un ami qui ne trouvait rien d'autre à me dire pour me remonter le moral que des banalités du genre : « Ben oui, c'est dur, mais tu as choisi de faire médecine, alors bon... ». Autrement dit : « De quoi te plains-tu, tu l'as décidé alors maintenant tu assumes en silence et tu arrêtes de te lamenter sur ton sort ! » Pas très réconfortant !

Les amis manquent parfois de délicatesse, mais la famille également ! Un exemple : j'étais en stage de pédiatrie et enchaînais les gardes. Un dimanche midi, alors que je rentre d'une garde de 30 heures, j'ai droit à un coup de fil de mon père pour prendre de mes nouvelles. La garde avait été épouvantable : beaucoup d'enfants à voir aux urgences et le décès d'une enfant de moins d'un an qui souffrait d'une cardiopathie congénitale. J'en parle à mon père, les larmes aux yeux, des sanglots dans la voix. Je suis fatiguée, surmenée, à fleur de peau. Mourir si jeune, quelle injustice ! La médecine n'est décidément pas toute puissante. Pour toute parole réconfortante, j'ai droit à un : « Et oui c'est dur, mais il faut travailler, hein ! » Hé bien, merci Papa ! Quelle adresse ! Tu as le don pour remonter le moral des gens, toi ! Bon, peut-être qu'il n'a pas réalisé mon émotion au téléphone, ou peut-être qu'il ne savait pas non plus quoi répondre ?

Je ne généraliserai pas non plus. Certains amis ou membres de ma famille se sont toujours montrés très compréhensifs et à l'écoute. Il n'est pas non plus évident d'aborder certains sujets comme la souffrance, la maladie, la mort, qui peuvent ramener nos interlocuteurs à des questions taboues ou des épisodes douloureux de leur histoire. Ce doit être un moyen de défense d'ignorer ou de se montrer distant devant de telles interrogations.

B.T.

Plus tard...

Mon mari est interne depuis bientôt trois ans. Il a choisi, en plus de la médecine générale de faire la spécialité d'urgentiste. C'est en plus des mois de stages, des heures de cours etc. Cela ne s'arrêtera jamais. Le plus dur pour moi, ce ne sont pas les trois nuits par semaine où il n'est pas là, ni les lendemains de gardes qu'il passe son temps à dormir tellement il est épuisé. Ce ne sont pas les heures qu'il passe sur son PC à rédiger sa thèse, ni les vacances ratées car les co-internes ont déjà posé les leurs et qu'il les laisse toujours passer avant. Ce n'est pas son salaire minable qui nous empêche d'acheter un appartement ou une voiture. Non, le plus dur pour moi c'est de faire une croix sur notre projet d'enfant. « Pas le temps, pas le moment, pas l'argent... Plus tard, quand j'aurai fini » dit-il... Plus tard...
V.B.

Allo les renseignements ?

Bonjour,
Je suis interne en premier semestre et je souhaiterais avoir quelques informations sur les stages en surnombres pendant l'internat (avez-vous la liste des stages acceptant les surnombres ?).
Je sais déjà que lorsque l'on effectue un stage en surnombre (non validant), on perd son classement par rapport à l'ensemble de notre promotion d'internes. Je souhaiterais également savoir si l'on perd son classement au sein de sa propre faculté, même dans le cas d'un choix de stage

en ambulatoire chez le médecin traitant. Enfin, je voudrais savoir si je me retrouverais dernière à choisir si j'envisage une grossesse avant mon stage chez le praticien.

C'est compliqué, nous sommes très mal informées sur ce sujet-là. Est-il possible d'avoir un enfant pendant son internat sans que cela perturbe trop les stages et leur validation ? Est-ce que le surnombre fonctionne vraiment ? Et si on choisit un surnombre (non validant) mais que l'on fait quand même les quatre mois de stages obligatoires, le stage reste invalidé ? N'y a-t-il aucune possibilité d'être quand même validé ? Comment planifier une grossesse assez précisément pour être sûre de ne pas invalider un stage ? Est-ce qu'on a le droit à un congé parental ?

En vous remerciant par avance pour ces différentes informations...

L.L.

Au secours j'ai 30 ans

C'est la fin de l'internat et le moment de faire le point. Presque 30 ans, je suis médecin (ça, c'est bien) mais aussi étudiante, célibataire et je ne sais pas comment je vais gagner ma vie dans quelques mois (ça, c'est moins bien). Quand je regarde autour de moi, la plupart de mes amis en dehors de la médecine travaillent déjà depuis plusieurs années. Ils sont installés, en couple, font des enfants. Certains galèrent plus que d'autres, mais globalement, ils sont bien avancés dans leur vie d'adulte. Moi, je sors, je fais la fête, je pars en week-end dès que je peux et je n'ai

absolument pas en tête l'idée de me marier ou d'avoir des enfants. J'ai dû oublier de mûrir quelque part...
M.L.

Non mais comment elle a fait ?

On a commencé nos études ensemble, notre internat ensemble. Même cursus, même fac, même spécialité (la médecine gé !).
Elle, en trois ans d'internat elle a validé son DES, passé sa thèse, organisé son mariage, été membre d'un syndicat de jeunes médecins, écrit une revue, eu un bébé, acheté un appart et enchaîné sur un poste d'assistante en médecine interne.
Moi j'ai : largué mon mec, toujours pas trouvé de sujet de thèse et six RSCA en retard sur six. Je ne connais pas le nom de mon tuteur à la fac, et je remplace un jour par semaine à une heure de transport de chez moi, de mon 30 m² loué à 800 euros par mois.
Il vient d'où le problème ?
C.S.

Interne travailleur handicapé

Je viens de passer l'ECN 2013 pour débuter mon internat de médecine générale en France après avoir fait mes études de médecine (deuxième cycle) dans un autre pays.
Je souffre d'une paralysie des jambes et mon périmètre de marche est limité. J'ai la possibilité d'acquérir le statut

de travailleur handicapé. Ainsi je me pose la question, si ce statut peut me donner des modifications aux conditions de travail ou des protections supplémentaires lors de mon internat ?
La réponse est : « Personne ne sait… »
De plus, au cours de mon deuxième cycle j´ai déjà écrit et validé ma thèse, qui a d'ailleurs été publiée dans une revue médicale connue. Est-ce que je peux la valider en France pour mon troisième cycle ?
La réponse est : « Non, il vous faut refaire une thèse avec un sujet conforme à la médecine générale pour qu'elle soit acceptée par votre faculté. »
Merci pour vos renseignements !
Y.T.

Congé maternité indemnisé ?

Je viens tout juste de terminer mon internat de médecine générale et je commence donc une activité de médecin généraliste remplaçante non thésée pour le moment. J'ai déjà réalisé des remplacements pendant mon internat et suis donc inscrite comme médecin libérale remplaçante en médecine générale (secteur 1) à la CPAM et à l'URSSAF depuis juin 2011.
Mes interrogations concernent mes droits par rapport la maternité.
En effet, je suis enceinte depuis juin 2012 soit un début de grossesse pendant mon internat (activité salariée) et un accouchement prévu le 25/03/2013 soit pendant ma nouvelle activité libérale.

Je me suis renseignée plusieurs fois auprès de la CPAM de mon département pour savoir si mon congé maternité serait pris en compte par rapport à mon activité salariée ou libérale, voici les trois versions obtenues.

La première réponse obtenue était que je serai prise en compte en tant que salariée car je n'aurai pas suffisamment cotisé en tant que libérale pour avoir droit au congé maternité avant la date de mon congé prénatal (prévu le 11/02/2013) et que je toucherai donc mon salaire d'interne pendant les seize semaines du congé.

Reprenant contact avec la CPAM pour savoir quelles pièces je devrai leur fournir par rapport à ce congé puisque je n'aurai plus de bulletins de salaire pour les trois mois qui précéderont mon congé, un nouvel interlocuteur m'a dit que je ne serai pas prise en charge en tant que salariée mais en tant que libérale et que j'aurai à ce titre droit à deux primes de 1 500 euros, une au 7e mois de grossesse et une à la naissance.

Je me suis alors déplacée au siège de la CPAM pour éclaircir la situation. L'agent rencontré m'a dit que le statut retenu était celui à la date prévue du congé prénatal soit le 11/02/2013 donc mon activité libérale. Il m'a ensuite expliqué que j'aurai le choix entre les deux primes de 1 500 euros ou des IJ (Indemnités Journalières) de 49 euros si je souhaitais m'arrêter de travailler.

J'ai tenté de trouver des informations par mes propres moyens mais je n'arrive pas à savoir de façon certaine si c'est le régime de la date de conception qui est choisi pour la couverture ou le régime de la date de l'accouchement.

Concernant les droits en tant que médecin libéral les informations que j'ai trouvées semblent dire que l'allocation

forfaitaire et l'IJ peuvent être cumulées. Cependant, il semble qu'il faille un minimum de jours de remplacement pendant les trois mois qui précèdent le congé prénatal pour avoir des droits en tant que libérale, mais je n'arrive pas à trouver combien. Bref, je suis un peu démunie.
M.O.

Un volontaire pour la garde de Noël ?

Un grand moment lors des stages à l'hôpital : la répartition des week-ends, des vacances et des gardes. L'idée est qu'à la fin des six mois, tout le monde soit à égalité. En pratique, il y en a toujours un ou deux qui ont l'impression de se faire avoir…
Pour avoir ses vacances, il y a la technique imparable mais moyennement appréciée des collègues du «j'ai déjà pris mon billet», ça passe bien pour un voyage en octobre, plus difficilement si c'est en août. Il y a ceux qui essaient de te faire pleurer «toute ma famille part à ce moment-là, je ne les vois jamais et en plus y'aura ma grand-mère qui est super malade…» et ceux qui négocient et qui veulent vraiment partir : «Si tu me prends ce week-end, je te reprends ton 15 août, ton lundi de Pâques et je te fais un gâteau !» Une autre excuse qui fonctionne à tous les coups, c'est le fameux : «Ah non, ce week-end-là je ne peux pas, j'ai un mariage !». Pour une raison que j'ignore, un mariage, même de quelqu'un qu'on ne connaît pas trop, ça ne se rate pas : «T'as un mariage ? OK je m'incline…» Puis tous

les ans, il y a l'incontournable «Bon, qui fait la garde du 25 décembre?», silence gêné, tout le monde regarde par terre, «Et celle du 1er janvier?», là il y en a un ou deux qui essaient de se planquer sous la table et il y en a toujours un qui dit : «Moi je l'ai déjà faite l'année dernière!», celui-là, je l'aime pas...
Bref, tout se négocie et tout se compte : les jours, les samedis, les dimanches, les jours fériés, les demi-journées, les jours où on a pu sortir plus tôt... Et faut se méfier, un dérapage est vite arrivé pouvant entraîner les internes dans une guerre sans merci !
M.L.

B.O.

J'ai cru que j'allais crever. Mourir sur place. Ce matin en sortie de garde où je n'arrivais plus à marcher, plus à sortir de ce service, de cet hôpital, devenu ma prison favorite. Six mois d'horreur à voir les gens mourir les uns après les autres, six mois à 70 heures par semaine, six mois de non-reconnaissance, de crasses entre internes, de gardes non payées, de week-ends en famille annulés. Je ne pensais pas pouvoir descendre si bas, en arriver là, à haïr ce métier, cette formation, ces années de lutte permanente, à prouver à tous qu'on mérite d'être là, à se prouver à soi-même qu'on va arriver à sauver le monde... et en fait non. On ne sauve personne. On oublie d'exister.
J'avais oublié justement ce qu'un ancien m'avait dit en deuxième année : «Attention ! Il n'y a pas que la médecine

dans la vie. » Me suis trop accrochée à ce qu'un autre m'a souvent répété : « Tu l'as voulu, tu l'as eu. »
B.O. : Bande Originale / Burn-Out.
A.M.

C'est la MAP que j'préfère !

Je suis enceinte. Le bonheur non ? L'angoisse ouais...
Je suis censée terminer mon internat dans neuf mois. C'était pas prévu si tôt ! (*D'être enceinte j'entends... pas de terminer l'internat...*)
Je n'ai pas commencé ma thèse. Mon mec est interne comme moi. On ne se voit jamais. Faut croire qu'on s'est quand même vu au moins une fois... pour le faire ce bébé. On le voulait, on se disait qu'il fallait bien s'y mettre, malgré nos études, nos gardes, nos thèses à faire, notre avenir incertain : installation ? salariat ? hôpital ? maison de santé ?
Maintenant on se dit que ça va être chaud. Le stage, la grossesse, le bébé.
Si j'invalide mon stage, je dois en refaire un derrière ? Ça me rallonge de six mois ? Voire plus ? Je perds mon classement ? Je choisis en fin de liste ? Derrière tout le monde alors que suis dans les premières à choisir ? Je touche un congé maternité ? J'aurai une place en crèche ? À la crèche de l'hôpital ? Je le fais garder par qui le bébé quand nous serons tous les deux de garde la même nuit ou le même week-end ?
Mais bon, on se dit qu'on va y arriver alors on fonce.

Je vis mon stage comme si je n'étais pas enceinte. Transports, 8h30-19h30/20h, transports, gardes... il faut tenir au moins quatre mois en stage pour être validée.
Début du 4e mois de grossesse, milieu du 3e mois de stage. Contractions, raccourcissement du col. Menace d'accouchement prématuré.
Alitée. Repos imposé.
Bébé en danger. Stage non validé. Future maman dégoûtée.
S.L.

QUELQUES INFORMATIONS, EN BREF

Comment le jeune interne engagé dans cette formation plus que prenante, peut-il mener une vie privée normale, comme le ferait tout jeune de moins de 30 ans ? Y'a-t-il une place pour les bébés, les vacances, les amours ? Y'a-t-il une place pour l'épanouissement personnel ? Être médecin, ce n'est pas donner tout son corps, toute sa vie, tout son temps et toute son âme à la médecine !!!

Il est facile de comprendre que l'interne manque cruellement de temps pour mener à bien sa vie privée. La longueur des études médicales repousse bien évidemment la réalisation des projets autres que professionnels. Mais comment cela est-il vécu ?

Dans ce chapitre, nous aborderons la conciliation, parfois houleuse, de la vie professionnelle et de la vie privée des internes.

1. LE TEMPS LIBRE :

Dans la vie de l'interne, le temps libre, peut manquer durant l'internat. Certains stages sont extrêmement prenants, et l'interne peut parfois avoir l'impression d'être en permanence à l'hôpital : soirées, nuits et week-ends.

Par exemple, certains stages nécessitent la présence de l'interne de 8h à 21h, sans compter le temps de transport pour se rendre sur le lieu de travail ! Ainsi, parfois 15h par jour consacrées à l'hôpital, et ce au moins 5 jours sur 7, sans compter les gardes s'ajoutant à ce tableau. Cependant, d'après les textes officiels, l'interne est pourtant censé travailler en moyenne 48 heures sur 7 jours, cette durée étant calculée sur une période de quatre mois.

Il faut avoir également à l'esprit que sur ce temps libre, les internes doivent réaliser thèses et autres mémoires. Le cumul horaire des stages hospitaliers ou extra-hospitaliers et du travail personnel peut laisser peu de temps pour les activités extra-professionnelles.

L'interne est souvent amené à travailler les week-ends. Un système d'astreinte est organisé dans les services hospitaliers, tous les samedis matins et souvent le dimanche matin. La présence d'au moins un interne du service, parfois plus, est indispensable afin d'assurer la « visite » quotidienne des patients du service, de voir les nouveaux entrés dans la nuit, de régler les problèmes et autres urgences, bref de faire fonctionner le service. La fréquence des week-ends passés à l'hôpital dépend bien sûr du nombre d'internes travaillant dans le service mais également du fonctionnement du service.

D'autre part, chaque week-end, un interne de garde doit être présent jour et nuit, dans les services où un système continu de soins est nécessaire : services d'urgence, de réanimation, d'unités de soins intensifs...

Selon l'arrêté ministériel du 10 septembre 2002, le service de garde normal comprend un dimanche ou jour férié par mois.

Entre astreintes et gardes, les internes passent souvent plus d'un week-end sur deux à l'hôpital !

2. LES VACANCES :

L'interne a droit à un congé payé annuel de trente jours ouvrables (5 semaines), le samedi étant décompté comme jour ouvrable. La durée des congés pouvant être pris en une seule fois ne peut excéder vingt-quatre jours ouvrables.

Avant de déterminer les dates de ses vacances, l'interne doit au préalable s'entendre avec ses autres collègues internes (co-internes). En effet, dans chaque service, au moins la moitié des internes doivent en permanence rester en fonction. Parfois un vrai casse-tête, surtout l'été. Il faut avoir à l'esprit que lorsque la moitié des internes du service sont en vacances en même temps, cela représente une charge de travail quasiment double pour les internes non en vacances, notamment par une augmentation du nombre de gardes. Parce que le travail doit être fait, à la fin de chaque journée : à l'hôpital, aucun report au lendemain n'est acceptable.

Les gardes sont également à prendre en compte. Prenons l'exemple d'un interne devant réaliser quatre gardes par mois dans son service. S'il part un mois d'affilée en vacances, il devra réaliser huit gardes le mois suivant pour équilibrer les comptes, soit une garde tous les trois à quatre jours. Cela peut vite devenir problématique dans les services où le nombre de gardes par mois est élevé.

Malgré toutes ces difficultés rencontrées pour prendre des vacances, cela reste essentiel ! Il a en effet été démontré dans plusieurs études que les vacances étaient un excellent moyen de lutter contre le burn-out des internes, et plus généralement des médecins.

3. LA MISE EN DISPONIBILITÉ :

L'interne peut être mis en disponibilité par le directeur général du centre hospitalier universitaire de rattachement dans l'un des cas suivants :
- accident ou maladie grave d'un proche ;
- études ou recherches présentant un intérêt général ;
- stage de formation ou de perfectionnement en France ou à l'étranger ;
- convenances personnelles.

La durée de l'interruption ne peut excéder une année renouvelable une fois.

Afin d'obtenir cette mise en disponibilité, l'interne doit formuler une demande écrite au moins deux mois avant la date de début envisagée.

4. LE MARIAGE :

Comme tout salarié, et d'après le Code du Travail, l'interne peut bénéficier d'un congé payé de cinq jours ouvrables juste avant ou après son mariage.

Pour la petite histoire, plus d'un médecin sur deux est marié à un médecin. Ce phénomène étant expliqué par la longueur des études et l'importance du temps passé sur le lieu de travail.

5. LA GROSSESSE :

L'interne bénéficie d'un congé de maternité d'une durée égale à celle prévue par la législation de la Sécurité Sociale, pendant lequel elle perçoit l'ensemble de son salaire habituel.

L'interne peut bénéficier d'un congé de présence parentale non rémunéré d'une durée maximum de trois cent dix jours sur trente-six mois. Il peut également bénéficier d'un congé parental d'éducation à temps plein non rémunéré de trois ans pour un enfant jusqu'à l'âge de trois ans, ou d'un an pour un enfant âgé de trois à seize ans.

À compter du début du 3e mois de grossesse, les femmes sont dispensées du service de garde.

Malgré les lois encadrant très bien la grossesse et le congé maternité, les problèmes en découlant sont souvent nombreux. Certains chefs de service voient d'un mauvais œil le fait qu'une interne mène une grossesse au cours d'un stage. Parce qu'elle risque de ne pas pouvoir terminer son stage, réduisant ainsi l'effectif total d'internes parce que le plus souvent, elle ne réalise plus de garde au-delà du 3ᵉ mois et parce que cela pourrait engendrer des absences répétées.

Ce même problème est retrouvé lors du stage ambulatoire.

Pour l'interne « père », un congé paternité est accordé à l'occasion de la naissance de son enfant, à raison de 11 jours pour la naissance d'un enfant, et de 18 jours en cas de naissance multiple. La durée légale du congé paternité est fixée par le Code du Travail. Le congé paternité doit débuter dans les quatre mois qui suivent la naissance de l'enfant.

6. LA MALADIE :

Il peut arriver que l'interne soit dans l'incapacité d'exercer ses fonctions pour des raisons médicales. En cas de congé maladie, l'interne perçoit le versement de son salaire total pendant les trois premiers mois du congé et de la moitié de celui-ci pendant les six mois suivants.

Si l'interne ne peut pas reprendre ses fonctions pour raisons de santé à l'issue des neuf mois consécutifs, un congé supplémentaire sans rémunération de quinze mois au maximum peut être accordé, sur sa demande, après avis d'un comité médical.

En cas d'arrêt maladie prolongé, l'interne peut ne pas valider son stage s'il n'effectue pas les quatre mois requis sur les six.

En cas d'accident de travail ou de maladie professionnelle ?

En cas de maladie ou d'accident imputable ou survenu pendant l'exercice de ses fonctions, l'interne bénéficie d'un congé de 12 mois maximum, pendant lequel il perçoit la totalité de son salaire.

À l'issue de ce congé de 12 mois, l'interne est examiné par le comité médical qui propose la reprise de l'activité ou la prolongation du congé. En cas de prolongation, l'interne perçoit alors

les deux tiers de son salaire jusqu'à guérison ou consolidation, mais pour une période qui ne peut excéder vingt-quatre mois.
Si l'interne ne peut reprendre ses fonctions, à l'issue de la durée maximale du congé maladie, un terme définitif y est mis.

7. LE BURN-OUT :

Le burn-out, ou syndrome d'épuisement professionnel, est un problème bien connu des professions dans lesquelles l'engagement relationnel est important, comme les professions médicales, les travailleurs sociaux, les enseignants, en pratique, dans les professions d'aide à la personne. Il est le résultat de l'exposition à un stress permanent et prolongé.
Il se manifeste par la triade :
- l'épuisement émotionnel : il s'agit de l'élément central du burn-out. L'investissement émotionnel auprès des patients devient difficile et s'associe à l'incapacité à exprimer toute émotion,
- la déshumanisation des relations interpersonnelles, se manifestant par une attitude indifférente voire cynique et un détachement,
- la diminution de l'accomplissement personnel, avec un sentiment d'inefficacité.
Chez l'interne, la charge de travail et le nombre d'heures passées à l'hôpital (souvent plus de 70 heures par semaine) sont des facteurs de risques indéniables de burn-out. De plus, le champ d'action de son exercice est souvent mal défini et parfois non adapté à ses réelles compétences, pouvant être source d'une angoisse supplémentaire. La difficulté à mener une vie privée satisfaisante aggrave également le tableau.
Les internes ne sont pas égaux devant ce risque : certaines personnalités plus « fragiles » sont davantage exposées. Le jeune

âge et le manque d'expérience seraient également des facteurs de risque.

Quelques études récentes

Une étude réalisée par auto-questionnaire a été menée en 2011, afin d'étudier le burn-out chez les internes en médecine générale (IMG) de France métropolitaine (prévalence et facteurs associés). Le questionnaire a été distribué aux 6309 IMG présents au choix de poste de stage de mars 2011. Le taux d'IMG en épuisement émotionnel élevé était de 16 %, 33,8 % des IMG avaient un score de dépersonnalisation élevé, et 38,9 % un score d'accomplissement personnel bas. 42 % des IMG n'avaient aucun score pathologique. Ils sont 7 %, soit 283 IMG à présenter les trois scores élevés. Des liens significatifs ont été mis en évidence avec la charge importante de travail, le manque de reconnaissance, le stage hospitalier aux urgences, ou encore le peu de temps consacré à la vie privée.

Ces chiffres sont alarmants, il est inconcevable que, de nos jours, plus d'un interne sur deux présente des critères d'épuisement professionnel.

Dans une autre étude menée en 2009 à l'institut Gustave Roussy de Villejuif, un questionnaire a été envoyé aux 340 internes en cours de spécialisation dans les trois filières de la cancérologie (oncologie médicale, radiothérapie et hématologie). Sur les 206 qui ont participé de façon anonyme, 44 % répondaient aux critères du burn-out. 20 % de ces jeunes médecins prenaient régulièrement des anxiolytiques ou des somnifères. Une proportion non négligeable envisageait « souvent ou très souvent » d'abandonner la médecine (15 %) ou de changer de spécialité (11 %).

Chez ces internes, cinq principaux facteurs de stress ont été recensés, à commencer par la «forte charge émotionnelle» d'un métier où l'on est souvent confronté à la mort. Il y a aussi la lourde charge de travail, les questionnements liés au statut d'interne (sans réelle visibilité sur sa carrière), et enfin les demandes excessives de la part des patients ou de leur famille. Le syndrome d'épuisement professionnel était plus fréquent chez les internes qui ne se sentaient pas assez reconnus ou récompensés pour leur travail, notent aussi les auteurs.

Le burn-out engendre évidemment des risques pour l'interne mais également pour le patient, avec notamment un risque accru d'erreurs médicales.

Il serait indispensable de mettre en place un dépistage systématique du burn-out chez les internes en médecine, à l'aide de cellules psychologiques adaptées. Ceci est un véritable enjeu ; des mesures doivent rapidement être prises afin d'améliorer les conditions de vie d'un interne.

CHAPITRE 10

ET APRÈS ?

Un saut dans le vide

Après, justement, c'est le grand inconnu. Et même, ça fait peur. Pour moi ça approche, dans quelques mois je serai jetée dans l'arène du post-internat et je n'ai aucune idée de comment ça va se passer.
Une seule idée, commencer par des remplacements, en douceur, histoire de me familiariser avec la médecine libérale. Pas du tout envie de bosser à l'hôpital, je crois que ma formation m'en a malheureusement dégoûté.
Mais pour l'instant, j'applique la politique de l'autruche, je n'y pense pas, je fais comme si c'était très loin de moi parce que c'est plus facile à gérer. Tellement de questions... Où vais-je travailler ? Avec qui ? Combien de temps ? Comment vais-je gagner ma vie ? Et le plus angoissant pour moi, comment vais-je gérer le côté administratif ? Je n'y connais rien, aucune formation là-dessus, et il va falloir que je me

débrouille. La comptabilité fait partie de ce qui m'angoisse le plus !

Et puis il y a le « après les remplacements ». Parce qu'il faut bien se lancer un jour et avoir son propre cabinet. En tout cas, c'est ce que j'aimerais. Mais comment ? Je ne vais pas débarquer dans n'importe quelle rue et poser ma jolie plaque dorée sur le trottoir ! Il faut trouver un local, des associés. Oui, c'est bien ça, des associés. Parce que je n'ai pas envie d'exercer toute seule dans mon coin. Pour l'instant, aucune proposition concrète, aucune idée précise. J'imagine que je vais finir par rencontrer des personnes qui m'aiguilleront, m'aideront, me donneront ma chance. Enfin j'espère ! Bref, tout ça est encore bien vague et très flou pour moi. Mais ça approche, plus que six mois pour y voir plus clair.

Quand on est sur le point d'achever quelque chose, on se demande toujours si on a bien fait, si on regrette. C'est un peu l'heure du bilan. Alors, est-ce que je regrette d'avoir fait médecine ?

Non, pas de regret. Mais je me dis parfois que j'aurais pu m'épanouir ailleurs aussi. C'est vraiment difficile, et surtout l'internat. Ce dont on nous parle habituellement n'est que la partie émergée de l'iceberg, il y a tout le reste. Aucun regret de mon choix de médecine générale. Il y a encore beaucoup de boulot pour être un bon médecin mais l'envie est là alors ça devrait aller.

Non, pas de regret. Mais si je revenais dix ans en arrière, est-ce que je ferais médecine ? Non, je ne pense pas.

L.B.

Youpi !! J'ai ma licence !!

J'ai fait ma première demande de licence de remplacement, suis toute contente et super fière ! Je me dis qu'en plus comme ça, j'ai pris de l'avance, ça sera toujours ça en moins à faire à la fin de mon internat. J'ai tout fait très consciencieusement : appelé le conseil de l'Ordre, rempli le formulaire, récupéré mon relevé d'internat, photocopié mon certificat de scolarité, fait mes petites photos d'identité. Il ne me reste plus qu'à attendre.
Trois semaines après, je la reçois enfin ! Sauf qu'il y a une faute d'orthographe à mon nom, une erreur dans mon adresse et qu'elle n'est valable que jusqu'en novembre. La dame du conseil de l'Ordre me dit au téléphone, que non, la licence de remplacement, ce n'est pas valable un an, mais de novembre à novembre et que c'est comme ça pour tout le monde. Conclusion, ma licence, je ne peux pas m'en servir...
M.L.

Heu... Je sais pas...

Après l'internat ? Je ne fais pas vraiment partie des gens qui planifient tout en avance. Je me laisse un peu porter par les occasions, les opportunités, les rencontres... Et puis je suis mon instinct et j'écoute avant tout mes envies... Alors, impossible de vous dire ce que je ferai dans un an, ni même dans quatre mois (lorsque mon internat se terminera !). Comme la plupart, je vais probablement commencer par faire des remplacements en région parisienne. L'occasion

de continuer à me former auprès de différentes populations selon les endroits où j'exercerai et de m'initier à des pratiques très variables suivant les médecins que je remplacerai. Et avec le temps disponible qu'il me restera : écrire ma thèse, passer mon permis de conduire, peut-être déménager, et puis surtout partir un peu en vacances !
Et ensuite ? M'installer définitivement dans un cabinet en libéral ? Trouver un emploi de salariée dans un centre de santé ou une PMI ? Faire de la médecine humanitaire ? Je n'en sais vraiment rien... Advienne que pourra !
B.T.

Le mec toujours content

Quand elles m'ont parlé du projet, j'ai trouvé ça top. C'est vrai que les gens ne savent pas trop qui nous sommes, les « Z'internes »... J'ai lu un peu les témoignages et j'ai eu envie d'écrire le mien.
Je me suis inscrit en première année de médecine sans savoir vraiment pourquoi. Plus par élimination des autres possibilités d'études que par réelle envie. Plutôt scientifique mais pas assez bon ni motivé pour faire une classe prépa physique ou maths, la médecine était une des solutions possibles pour continuer mes études.
La médecine générale, je savais ce que c'était bien sûr. J'imaginais bien le médecin généraliste de mes parents, celui de mes grands-parents, le mien dont je ne me souviens même plus du nom tellement je le vois peu. En fait, c'était encore une solution pour ne pas bosser à fond l'ECN et avoir quand même un poste ensuite.

La ville m'importait peu, partir près ou loin me convenait, rester m'allait aussi. Suis allé en Bretagne. Avec quelques potes d'externat. Les trois ans d'internat ont été sympas. Stages cools, formation intéressante, encadrés par des médecins plutôt contents de faire leur boulot, que ce soit en cabinet ou à l'hôpital. Avec mon salaire et mes gardes j'ai réussi à mettre de côté pour mes futurs projets.
Les profs de la fac étaient aussi sympas. Ils m'ont aidé à trouver un sujet de thèse, original et je me suis bien marré à l'écrire. Ça m'a pris deux mois et demi je pense. Pas prise de tête.
Le DES, je ne l'ai pas encore validé. Ça presse pas. Ils ne mettent pas vraiment la pression. En attendant, je fais quelques « rempla », sans stress, j'ai du temps pour moi et je pense tout doucement aux années à venir. Je ne suis pas encore décidé. Remplacements, installation, poste hospitalier... Je pense que je vais partir un peu à l'étranger avant... J'ai bien conscience que tous les internes ne vivent pas l'internat comme j'ai pu le vivre. Cela dépend vraiment de la ville et des rencontres pendant les stages et à la fac. C'est sûr que je ne me suis pas forcément investi à fond dans tous mes stages, mes RSCA, ma thèse... J'aurais pu faire plus, faire mieux, mais est-ce que ça m'aurait apporté beaucoup plus ? Je pense avoir été plutôt bien formé, avoir profité de ces années d'études, avoir pris ce qu'il y avait à prendre et laissé ce qui ne méritait pas d'être pris. Il y a certes eu des moments plus difficiles que d'autres mais dans l'ensemble c'était bien. Si c'était à refaire je ferais pareil.
B.P.

Des rêves

Petit bilan après neuf années d'études...
Finalement, ce sont les patients qui résument le mieux la situation : « Médecin, c'est un beau métier, mais c'est dur quand même, non ? »
Et si je devais faire un bond dans le passé, plus précisément neuf ans en arrière, lorsque je me suis inscrite en faculté de médecine, recommencerais-je ? Difficile de répondre à cette question... Mon entourage m'avait pourtant prévenue : « C'est dur et long, fais autre chose ! », « Fais une école d'ingénieur, c'est plus cool et après tu pourras faire ce que tu veux ». Ils n'avaient pas tout à fait tort...
Mais c'était plus fort que moi. À dix ans, je rêvais d'être « chirurgienne ». Ensuite, j'ai voulu devenir médecin sans frontière puis pédiatre. Il fallait bien que j'accomplisse mon rêve ! D'ailleurs qu'aurais-je fait à la place ?
Bref, je suis devenue médecin généraliste. Il y a quelques mois, à la fin de mon internat, j'ai même dit « bye-bye » à l'hôpital... et quelle libération ! Exercer loin de l'hôpital et de son ambiance souvent tendue, sa hiérarchie oppressante, son personnel parfois peu motivé, son rythme effréné, ne me manque vraiment pas ! Maintenant je remplace des médecins généralistes dans leur cabinet, en région parisienne.
Pour le choix de la spécialité, je n'ai donc aucun regret. Il est vrai que notre travail n'est pas toujours bien reconnu par les spécialistes, qui nous considèrent parfois comme des « moins-que-rien », mais j'aime le contact que je noue avec les patients, la liberté que j'éprouve seule dans mon cabinet, le large choix de pratiques qui s'ouvre en médecine générale (faire plutôt de la pédiatrie, de la gynécolo-

gie, s'initier à la pratique de l'ostéopathie, de l'homéopathie etc.).
Cependant je garde à l'esprit que je ne pratiquerai peut-être pas la médecine toute ma vie. J'ai d'autres rêves maintenant, comme celui d'ouvrir un petit restaurant ! Ah des rêves, encore des rêves !
B.T.

Dr Sylvestre ? Pas pour moi !

L'internat se termine dans trois mois. Alors, après ces neuf longues années d'études, de quoi j'ai envie ? De vacances ! De faire une pause ! De travailler juste ce qu'il faut pour avoir de quoi vivre ! Je n'ai aucune envie de m'installer, ni même de faire des remplacements fixes. Du moins, pas dans l'immédiat. De petits remplacements ponctuels, voilà ce qu'il me faut ! Je suis à l'opposé de tout ce qu'on attend de moi : être un jeune médecin dynamique, prêt à aller s'installer à la campagne avec un sourire bright. J'ai 26 ans et j'ai juste envie d'en profiter.
M.L.

I want to break free

Je n'ai pas la solution aux déserts médicaux. Mais après toutes ces années d'études, je vois enfin le bout du tunnel, alors lorsque j'entends que certaines personnes voudraient changer la règle du jeu en cours de route et me forcer à travailler dans un endroit que je n'ai pas choisi, ne serait-ce

que « quelques années », ça me fait froid dans le dos... Comment je ferais ? Toutes les régions en manque de médecins ne se ressemblent pas, mais j'aurais quand même le risque de me retrouver loin de tout, de ma famille, de mes amis, de mes repères... Et si mon conjoint ne pouvait pas trouver du travail là où je serai ? Et si je me retrouvais seul médecin ou presque, à faire des horaires insupportables ? Et s'il n'y avait pas d'hôpital, de radiologue, de laboratoire, d'infirmières, de spécialistes, de collègues à proximité ? Je crois que je préférerais changer de métier...
M.L.

Assistante

Il m'avait dit : « Reviens, une fois thésée. »
Trois ans plus tard, thésée, DES validé, vacciné et bébé né, je postule en candidat libre pour être assistante dans le service. Service de médecine interne, ou plutôt de médecine générale, on y soigne tout et tout le monde.
Pourquoi choisir de bosser à l'hôpital plutôt que de partir dans le monde « libéral » ? Aujourd'hui, les polémiques et avis divergents sont nombreux à ce sujet. Que vont faire les jeunes, les jeunes médecins, les jeunes médecins généralistes ? La carrière hospitalo-universitaire qui semble maintenant leur être ouverte et possible ou la liberté du libéral ? Pourquoi choisir l'hôpital alors qu'après dix ans d'études, je sais que ma voie est dans un cabinet de groupe en proche campagne ? Pourquoi rester dans un monde en proie à un système perdu qui croule sous le poids de ses propres

erreurs ? Pourquoi faire semblant d'adhérer à une cause que l'on sait presque d'avance factice ?
Parce que j'aime ce service. Son chef qui m'a formée, suivie, encouragée. Sa secrétaire. Sa cadre de santé. J'aime les 27 lits et les patients qu'on y accueille. J'aime les staffs du matin, mal organisés, longs et redondants. J'aime la dizaine de praticiens attachés qui viennent et partent, passent donner un ou deux avis, échangent quelques mots et histoires de chasse. J'aime les conflits perpétuels avec la direction pour des sujets si peu importants aux yeux des principaux intéressés que sont les malades qui sont là.
Parce que c'est une chance de poursuivre ma formation initiale. D'augmenter et d'approfondir mes connaissances, au lit du malade. Une occasion de rester encadrée, accompagnée et soutenue dans mes premières heures de « jeune médecin ».
En outre, salariée (sous-payée mais salariée quand même), avec les vingt RTT qui vont avec, les cinq semaines de congés payés, la certitude d'avoir une paie fixe en fin de mois et des horaires compatibles avec ma fille de six mois. Alors j'y vais, je fonce, je me dis que c'est la bonne solution pour aujourd'hui et les deux ans à venir. Pendant l'entretien on me demande pour la centième fois : « Mais au fait, pourquoi avez-vous voulu faire médecine ? » Pour la centième fois je réponds ce que les gens veulent entendre : « Oh... c'est une vocation. » Réponse à laquelle ils répondent : « Ah... c'est beau ça... »
Peut-être. Sûrement. C'est beau mais c'est dur, et surtout ce n'est pas toujours vrai.
En conclusion, ma future directrice d'établissement, valide mon cursus, mes années validées successivement

avec succès, mes DIU, ma médaille d'argent, mes supposées qualités (et présumés défauts) pour le poste que je demande et me regarde droit dans les yeux en disant : « Le seul hic... ben... c'est que vous êtes une femme ! »
Celle-là, je ne m'y attendais pas, ou plus. Je signe et je me jure que je serai (un jour), une médecin généraliste (encore jeune), librement installée en proche campagne, et fière de l'être.
A.M.

De mieux en mieux

En regardant ces trois années de formation, je me dis que finalement ce n'était pas si mal. C'est comme partout. Il y a le lot des « bons », celui des « méchants », le lot des « cons » et celui des « intelligents », des « sympas » et des « emmerdeurs ». L'important c'est d'avoir réussi à se former en fonction des objectifs qu'on s'était fixés au départ. Oui ça aurait pu être mieux, oui il faut que cela s'améliore, que cela évolue pour que les médecins de demain soient de mieux en mieux formés pour pouvoir répondre de façon adaptée à la demande croissante des patients.
Chaque histoire est tellement différente. Chaque interne a la sienne, qui découle des rencontres qu'il fait, des opportunités qui se présentent, de sa propre volonté d'avancer et d'un peu de chance aussi. Ce qui me laisse encore penser que ces études de médecine sont une belle aventure, c'est l'envie de ces internes, de ces futurs docteurs, d'être auprès des patients, de leurs patients et de les aider le plus possible.
M.C.

QUELQUES INFORMATIONS, EN BREF

Une fois le DES validé, une fois la thèse soutenue, que faire ? Remplacer ou s'installer ? Exercer en tant que libéral ou salarié ? À l'hôpital ou en ville ? Seul ou en groupe ? En secteur 1 ou en secteur 2 ? Faire de la médecine générale ou pas ? Autant de questions qui mettent en relief l'éventail des possibilités qui s'ouvrent aux internes fraîchement diplômés en médecine générale. Ce chapitre passe en revue les alternatives et les choix auxquels ils sont confrontés.

1. CONDITIONS D'EXERCICE DE LA MÉDECINE EN FRANCE :

L'inscription au tableau de l'Ordre est obligatoire pour tout médecin exerçant sur le territoire français, sous peine de poursuites pour exercice illégal de la médecine.

2. LES REMPLACEMENTS :

Les internes en médecine générale ont la possibilité d'effectuer des remplacements après avoir validé trois semestres, dont un chez un praticien généraliste agréé. Pour cela, l'étudiant doit faire une demande pour obtenir une licence de remplacement auprès du Conseil départemental. La licence doit être renouvelée chaque année. En ce qui concerne les internes non thésés, elle peut être délivrée jusqu'à trois ans après la validation du DES, au-delà, il est nécessaire de soutenir sa thèse et de s'inscrire au conseil de l'Ordre afin de pouvoir continuer à exercer.

Le médecin qui se fait remplacer doit avertir par avance le conseil de l'Ordre et l'informer de la durée approximative du remplacement et de l'identité du remplaçant. La préfecture délivre par arrêté l'autorisation de remplacement, pour une durée maximum de trois mois. Le remplaçant exerce en lieu et place du médecin remplacé. Par conséquent, il utilisera tous les documents de ce dernier. Le remplaçant exerce sous le régime conventionnel de celui qu'il remplace (secteur 1 ou 2).

Le remplaçant exerce sous sa propre responsabilité et doit souscrire à une assurance responsabilité civile professionnelle. Ainsi un interne remplaçant relève de la juridiction disciplinaire de l'Ordre des médecins.

Un remplacement n'est autorisé que pour un temps limité, correspondant à l'indisponibilité du médecin remplacé. Il est possible aux conseils départementaux d'autoriser des « remplacements réguliers de courte durée ».

Les médecins doivent signer un contrat quelles que soient la nature et la durée du remplacement. Le contrat doit, sauf urgence, être communiqué au conseil départemental, préalablement au remplacement. À la fin du remplacement, le médecin remplacé verse au remplaçant un pourcentage, spécifié dans le contrat, des honoraires perçus et à percevoir correspondant au remplacement.

3. LE COLLABORATEUR LIBÉRAL :

Le collaborateur libéral est un médecin non salarié qui, dans le cadre d'un contrat de collaboration libérale, exerce auprès d'un autre médecin de la même spécialité, la même activité. Il ne peut s'agir que d'un médecin thésé inscrit au tableau de l'Ordre, pas un associé, car le titulaire du cabinet reste maître des décisions à prendre dans sa gestion.

La collaboration se situe entre le remplacement et l'association. Il est responsable de ses actes professionnels et paiera une redevance à son confrère pour la mise à disposition de ses locaux, de son matériel et d'une partie de sa clientèle.

4. L'INSTALLATION :

Seuls les médecins thésés peuvent s'installer. Actuellement, ils ont la possibilité de le faire dans n'importe quelle ville, de n'importe quelle région de France, c'est ce qu'on appelle la liberté d'installation.

Avant de s'installer, le médecin doit tenir compte de plusieurs critères :
- la situation démographique de la médecine générale dans la localité ;
- l'environnement médical : hôpitaux, spécialistes, SAMU… ;
- la situation économique de la région ;
- les caractères démographiques de la population (personnes âgées, enfants…) ;
- les attaches familiales ;
- le choix du secteur 1 ou 2 ;
- l'exercice en cabinet individuel ou en groupe ;
- le financement.

L'exercice en groupe est désormais le choix privilégié des jeunes médecins, il présente en effet plusieurs avantages comme la répartition des tâches administratives, la continuité des soins, la prise en charge pluridisciplinaire. En Île-de-France, 40 % des médecins exercent en groupe.

Le choix du secteur 1 ou 2. Les médecins libéraux peuvent choisir d'exercer en étant conventionné ou non.

En secteur 1, les tarifs sont fixes, 23 euros pour la consultation de médecine générale depuis le 01/01/2011. Les médecins en contrepartie du respect de ces tarifs bénéficient d'une prise en charge partielle de leurs cotisations sociales et retraite.

En secteur 2, les tarifs sont fixés librement par le médecin, avec tact et mesure. Ne peuvent pratiquer ces tarifs que les médecins répondant aux conditions fixées par la convention nationale des médecins généralistes et spécialistes du 3 février 2005.

Le choix du secteur 1 à la première installation est irrévocable. On ne peut pas évoluer du secteur 1 au secteur 2, alors que l'inverse est possible. En Ile-de-France, sur les 23 500 médecins libéraux, 54 % des médecins exercent en secteur 1, 44 % en secteur 2, et 2 % sont non conventionnés.

5. LE CLINICAT :

Avec le développement de la filière universitaire, les internes de médecine générale ont la possibilité, depuis 2008, d'accéder à un clinicat et donc d'obtenir des postes de chefs de clinique en médecine générale. Leur rôle est comme pour les autres chefs de clinique des autres spécialités, de participer à des travaux d'enseignement et de recherche tout en ayant une activité en médecine générale à mi-temps.

6. EXERCICE SALARIÉ :

Une fois diplômés, les jeunes médecins généralistes ont également la possibilité d'opter pour le salariat en ville dans les centres de santé comme à l'hôpital.

Le rapport de l'ONDPS 2008 a posé le constat que tous les diplômés de médecine générale n'exercent pas la médecine générale, entendue comme médecine de famille de premier recours. Ce phénomène de « fuite », qui intervient à l'issue du troisième cycle de médecine générale vers des fonctions autres que les soins primaires ambulatoires, a pour le moment été peu documenté.

ÉPILOGUE

« Mais pourquoi vous ne faites rien ? »

Extrait d'un article publié dans le Jeune MG, *avril 2013*
1983 : grève contre la réforme hospitalière et la création d'un Examen Classant Validant Obligatoire (ECVO) en fin de DCEM. Résultat : la réforme hospitalière est amendée et l'ECVO est remplacé par un certificat de synthèse clinique et thérapeutique (CSCT).
1990 : grève contre la convention médicale restreignant l'accès au secteur 2. Résultat : l'accès au secteur 2 est maintenu pour les chefs de clinique.
1997 : grève contre les reversements d'honoraires créés par les ordonnances Juppé. Résultat : création d'un moratoire de sept ans pour les jeunes installés.
1998 : grève pour la revalorisation de la rémunération des gardes et du statut de l'interne et extension du principe du repos de sécurité aux internes. Pas de résultat.

2000 et **2001** : grèves pour l'application pratique du repos de sécurité au bénéfice des internes. Résultat : décrets d'application du repos de sécurité pour les internes.
2006 : grève des internes de médecine générale pour la reconnaissance universitaire de la discipline. Résultat : relance d'une Filière Universitaire de Médecine Générale promise par la réforme de 2001 réinstaurant en 2004 un internat de Médecine Générale.
2007 : grève contre le projet de loi de Sécurité sociale créant un conventionnement sélectif. Résultat : abandon du projet et mise en place des États Généraux de l'Organisation de la Santé (EGeOS).

2012 : grève pour améliorer les conditions d'exercice des internes et faire valoir le respect effectif de leur statut.

Comme l'a montré le dossier du quotidien *Le Monde* publié avant la grève du 17 octobre 2012, le mécontentement des internes provenait principalement de leurs mauvaises conditions mais aussi de difficultés liées à leur formation universitaire. C'est encore plus vrai pour les internes de Médecine Générale dont une thèse a révélé en 2011 que près de un sur deux relevait (ou presque) d'une situation de burn-out. Par ailleurs, il existe un sentiment diffus de découragement des jeunes médecins vis-à-vis d'un climat qu'ils jugent hostile envers eux, climat entretenu par la prise de position du conseil de l'Ordre et par les propositions de loi remettant en cause la liberté d'installation (dans le cadre de la discussion du PLFSS 2013).

Voici les principales revendications des internes et jeunes médecins généralistes :
- respect effectif du statut des internes (et FFI) : horaires, gardes, astreintes... ;
- suppression des manœuvres de contournement de la loi (par exemple : interdiction des demi-gardes et des fausses astreintes) ;
- alignement du temps de travail des médecins « juniors » sur celui des médecins hospitaliers « seniors » ;
- revalorisation des rémunérations de base et des gardes avec réévaluation annuelle en fonction du taux d'inflation ;
- respect effectif des deux demi-journées par semaine consacrées à la formation universitaire (formation obligatoire et facultative) ;
- réévaluation nationale des agréments des stages hospitaliers et ambulatoires ;
- réorganisation des procédures de validation des stages ambulatoires et des DES de Médecine Générale pour éviter que les enseignants en Médecine Générale ne soient à la fois juges et parties ;
- revalorisation du statut et de la rémunération des enseignants en Médecine Générale, ainsi que le découplage de la rémunération du maître de stage du nombre d'actes effectués par l'interne ;
- respect de la liberté syndicale des internes par les DMG/ facultés et les ARS avec arrêt des procédures discriminatoires entre organisations syndicales ;
- rappel à l'obligation de neutralité des responsables de DMG et de faculté de médecine et sanction des contrevenants ;
- dispense d'astreintes à partir du 3e mois de grossesse pour les internes/FFI enceintes ;

- fin de la perte du bénéfice du classement ECN des internes après un arrêt maternité ;
- prise en compte des événements de la vie (maladie, accident de travail, maternité) dans la durée de validité des licences de remplacement ;
- amélioration du statut de Praticien Territorial de Médecine Générale pour en faire un vrai statut salarié de la fonction publique ;
- création de maisons universitaires de santé.

Dès la première rencontre avec les syndicats grévistes (le 12 novembre 2012), le ministère de la Santé a admis :
- la non application pleine et entière des directives européennes concernant les conditions de travail des internes. Il a proposé une enquête IGAS quant à l'application du repos de sécurité et a souhaité à partir de cette enquête et de discussions avec toutes les structures de futurs et jeunes médecins élaborer un rapport de constat et de propositions concernant les conditions de travail des étudiants, internes et assistants ;
- le caractère inefficace et contre productif des mesures coercitives en matière d'installation.

En revanche concernant la convention médicale, le ministère s'est défaussé quant à la demande de création d'un secteur unique revalorisé.

Le 13 décembre 2012, la ministre de la Santé a présenté son plan de lutte contre les déserts médicaux (le Pacte Territoires Santé) fort de 12 engagements.

Le 6 mars 2013, le ministère de la Santé a publié le rapport les conditions de travail des étudiants, internes et assistants.

Ce rapport annonce plusieurs revalorisations :
- les gardes et astreintes des internes seront revalorisées de 4 % au 1er mai 2013 ;
- la prime de responsabilité (actuellement réservée aux seuls internes des 4e et 5e années) sera accordée aux internes de médecine générale lors de leur stage dans un cabinet de médecine, en autonomie (SASPAS) ;
- une aide au transport sera mise en place en septembre 2013 à destination des étudiants et internes qui se rendront dans un stage ambulatoire ;
- les deux demi-journées universitaires dont les internes peuvent bénéficier, chaque semaine, pour parfaire leur cursus seront « sanctuarisées » ;
- les indemnités de sujétion des internes des 1re et 2e années seront revues à la hausse en novembre 2013.

Toutefois, le montant de la revalorisation de l'indemnité de sujétion n'est pas précisé et ce rapport ne propose toujours pas de vraie réforme de la protection sociale des internes ni de vraie garantie du respect du repos de sécurité.

❂

Il existe plusieurs syndicats représentants les internes et en particulier les internes en médecine générale, nationaux et régionaux. Parmi eux on cite le SNJMG (Syndicat National des Jeunes Médecins Généralistes), l'ISNAR-IMG (InterSyndicale Nationale Autonome Représentative des Internes de Médecine Générale), le SRP-IMG à Paris (Syndicat Représentatif Parisien des Internes en Médecine Générale), etc.

Ce qui est difficile dans l'action syndicale, c'est le temps que cela demande. Il faudrait n'avoir à faire que ça pour que les choses avancent plus vite. Sauf que ceux qui s'en occupent, sont d'abord internes ou médecins et ont ensuite, aussi, une vie privée.

Beaucoup de personnes de nos entourages respectifs s'étonnent et sont presque choquées, quand on leur raconte nos conditions de formation, nos perspectives de travail etc. Comme si de façon individuelle, chacun était d'avis commun que les internes en médecine (les IMG comme tous les autres d'ailleurs) étaient mal considérés et mal défendus face aux autorités de Santé, mais que de façon collective finalement il n'y avait aucune réaction, aucune action. Pourtant ce sont bien des médecins de demain dont il est question. De vos/nos futurs médecins.

Ce n'est pas évident de faire grève. Ce n'est pas vraiment « notre truc ». On se dit que si on ne va pas bosser, en stage à l'hôpital ou au cabinet, il n'y aura plus grand monde pour s'occuper des malades. On se dit que ça ne changera pas grand-chose au final, que la menace de non validation d'un stage n'est jamais très loin, que de toute façon nous serons réquisitionnés et obligés d'aller travailler.

Bien sûr, nous sommes souvent nous-mêmes révoltés. Il faudrait faire plus, mais on ne prend pas le temps. Ce temps précieux qu'on a déjà du mal à économiser et à gérer pour nous-mêmes.

On adhère alors à un syndicat et on espère que les autres la feront pour nous ; la quête de la reconnaissance de notre statut et de notre travail.

Ou on se lance dans l'écriture d'un bouquin, qu'on espère diffuser le plus possible.

A.M.

REMERCIEMENTS

Merci aux internes qui ont accepté de témoigner dans ce livre.
Merci à nos co-internes, pour les bons, très bons et moins bons moments partagés.
Merci aux médecins qui nous ont formées, entourées, encouragées depuis le début de notre cursus.
Merci à Jaddo d'avoir apporté sa touche personnelle à ce projet.
Merci à nos ami(e)s et nos familles qui de près ou de loin nous ont soutenus dans cette belle aventure.
Merci à notre photographe et à notre figurante.
Merci à ceux, qui, en ayant lu ce livre, essaieront à leur tour de faire bouger les choses.

LISTE DES ABRÉVIATIONS

AHU : Assistant Hospitalo-Universitaire
APHP : Assistance Publique-Hôpitaux de Paris
ARS : Agence Régionale de Santé
CCA : Chef de Clinique Assistant
CES : Certificat d'Études Supérieures
CHU : Centre Hospitalier Universitaire
CNCI : Centre National des Concours d'Internat
CSCT : Certificat de Synthèse Clinique et Thérapeutique
DCEM1 : Deuxième Cycle des Études Médicales 1re année (alias D1)
DCEM2 : Deuxième Cycle des Études Médicales 2e année (alias D2)
DCEM3 : Deuxième Cycle des Études Médicales 3e année (alias D3)
DCEM4 : Deuxième Cycle des Études Médicales 4e année (alias D4)
DES : Diplôme d'Études Spécialisées
DESC : Diplôme d'Études Spécialisées Complémentaires
DMG : Département de Médecine Générale
DU : Diplôme Universitaire

ECN : Épreuves Classantes Nationales (ou) ENC : Examen National Classant
IDE : Infirmier Diplômé d'État
Loi HPST : Loi Hôpital, Patients, Santé, Territoires
MCU-PH : Maître de Conférences des Universités-Praticien Hospitalier
PACES : Première Année des Études Communes de Santé
PAES : Première Année des Études de Santé
PCEM2 : Premier Cycle des Études Médicales 2e année (alias P2)
PCEM1 : Premier Cycle des Études Médicales 1re année (alias P1)
PH : Praticien Hospitaliser
PHU : Praticien Hospitalier Universitaire
PU : Praticien Universitaire
PU-PH : Professeur des Universités-Praticien Hospitalier
RSCA : Récit de Situation Complexe et Authentique
SASPAS : Stage en Soins Primaires en Autonomie Supervisé
SNJMG : Syndicat National des Jeunes Médecins Généralistes
TCEM : Troisième Cycle des Études Médicales
UER : Unités d'Enseignement et de Recherche
UFR : Unités de Formation et de Recherche

RÉFÉRENCES BIBLIOGRAPHIQUES

Les informations théoriques explicatives pour chacun des chapitres de cet ouvrage (les rubriques « *Quelques informations, en bref* »), ont été puisées dans différentes sources citées ci-dessous.

Chapitre 1
- http://www.ladocumentationfrancaise.fr/
- http://www.legifrance.gouv.fr/
- http://martinwinckler.com/
- http://www.cnci.univ-paris5.fr/

Chapitre 2
- http://www.cmge-upmc.org/
- http://www.cng.sante.fr/
- http://www.letudiant.fr/
- http://desmgidf.fr/
- http://www.remede.org/
- http://dpt-medecine-generale.medecine.univ-paris5.fr/
- JO du 6 octobre 2004. Ministère de l'éducation nationale, de l'enseignement supérieur et de la recherche.

Chapitre 3
- http://www.legifrance.gouv.fr/
- http://www.sante.gouv.fr/
- http://dmg.medecine.univ-paris7.fr/
- http://sihp.fr/
- http://snjmg.org/
- http://desmgidf.fr/

Chapitre 4
- http://www.medecine.univ-paris5.fr/
- http://dpt-medecine-generale.medecine.univ-paris5.fr/
- http://www.sante.gouv.fr/
- http://www.cnci.univ-paris5.fr/
- http://www.legifrance.gouv.fr/

Chapitre 5
- http://www.kb.u-psud.fr/
- http://mg.medecine.univ-paris7.fr/
- http://www.chups.jussieu.fr/
- http://www.legifrance.gouv.fr/

Chapitre 6
- http://www.aise42.fr/
- Articles L632-5, R. 6153-1 à R. 6153-45 du Code de Santé Publique.
- Arrêté du 12 juillet 2010 relatif aux émoluments, rémunérations ou indemnités des personnels médicaux.

Chapitre 7
- Arrêté ministériel du 10 septembre 2002 – J.O n° 213 du 12/09/2002.

- Arrêté ministériel du 4 février 2011 – J.O n° 0033 du 9/02/2011.
- Arrêté ministériel du 12 juillet 2010.
- Code de Santé Publique. Décret n°84-135 du 24 février 1984.

Chapitre 8
- Arrêté du 19 octobre 2001 portant sur l'organisation du troisième cycle des études médicales.
- Décret n° 97-495 du 16 mai 1997 relatif au stage pratique des résidents auprès des praticiens généralistes agréés.
- Circulaire DGS/DES/2004 n°192 du 26 avril 2004 relative à l'organisation du stage autonome en soins primaires ambulatoire supervisé.

Chapitre 9
- Arrêté ministériel du 10 septembre 2002 – J.O n° 213 du 12/09/2002.
- Burn-out des internes en médecine générale : état des lieux et perspectives en France métropolitaine. A. Le Tourneur et V. Komly.
- Article R6153-12 du Code de Santé Publique.
- Article R6153-26 du Code de Santé Publique.
- Article R6153-13 du Code de Santé Publique.
- Article L.1225-35 du Code du Travail.
- Article R6153-14 du Code de Santé Publique.

Chapitre 10
- http://www.snjmg.org/
- http://www.legifrance.gouv.fr/
- http://www.conseil-national.medecin.fr/
- Code de déontologie médicale.
- http://www.soignereniledefrance.org/

- Jeunes diplômés de médecine générale : devenir médecin généraliste… ou pas ? Les enseignements du suivi d'une cohorte d'une cinquantaine d'anciens internes (2003-2010) de Géraldine BLOY. DREES.
- Décret n°2000-590 du 29 juin 2000.
- Décret n°94-120 du 4 février 1994.
- Article R.4127-65 du Code de Santé Publique.
- Article R.4127-89 du Code de Santé Publique.
- Loi n° 2005-882 du 2 août 2005.

Imprimé par BoD™
Books on Demand GmbH, Norderstedt, Allemagne.
Mise en pages et couverture : www.mapicha.fr

Dépôt légal : novembre 2013
N° d'impression :
Imprimé en France